JN057216

全イラスト版

認知症は接し方で100%変わる!

吉田勝明

◉日本老年精神医学会専門医・精神科専門医

全イラスト版
認知症は接し方で１００％変わる！

まえがき

「痛い！　何をするんだ!!」と言って介護者を引っ掻（か）いた認知症高齢者がいました。その結果、この高齢者は介護認定調査書に「問題行動、介護への抵抗あり」と記載されてしまいました。でも、どうでしょう、ほんのちょっとした配慮でこのことは防げたのではないでしょうか？

　私は病院長として認知症病棟の回診をしています。たくさんの入院患者さんを診て回るため、細かな診断を行い治療方針を決めるということまではできません。そんなことよりも患者さんの身の回りを清潔にしてくれているか？　無精（ぶしょう）ひげが伸びたままになっていないか？　おむつ交換が遅れてはいないか？　などを見ながら、患者さんとしばしおしゃべりをし、時には握手して回診します。

　そんなある日、回診についてくれる看護師によって、患者さんの表情が違うことに気づきました。つまり、看護・介護をするときに一声かけて笑顔でやさしく接してくれる看護師さん、一方で忙しさのために説明はほどほどでいきなりおむつ交換などを始めてしまう看護師さんもいて、人によって患者さんの反応に違いがあるのです。認知症の患者さんは正直です、まさに看護師さんの接し方が鏡のようにそのままの表情として現れてくるのです。私が看護師さんたちに「ボーナスの査定は事務長でも院長でもない、患者さんが行っているんですよ！」と言うのはこんな理由からなのです。

近年、フィリピン、ベトナムなど諸外国から介護のお世話をしてくださるスタッフが来日しています。この人たちは一生懸命日本語を勉強してきた優秀なスタッフたちばかりです。でもさすがに、われわれでも手こずるような専門書だけで介護を学ぶのは困難でしょう。この本は「読んで理解する」のではなく「見てわかる」本、しかも必ずしも最初から見なくてもいい。いま必要なページをめくれば人対人の「接し方」がわかるように工夫しました。ほんのちょっとした配慮を意識するだけで介護は変わります。

本書が、在宅介護の方から専門職の方まで看護・介護にあたるすべての人々にお役に立てることを願っています。

目次

第2章

困ったときの対処の仕方

第3章

自宅でできる認知症改善法

第4章 認知症でないかもしれない

プロローグ

介護でしてはいけないこと

Don'ts of Care Nursing

認知症の症状を悪化させないために
絶対に「してはいけないこと」10カ条。

怒ってはいけない

Don't get angry

01

怒ってはいけない！　とわかっていても、接しているとイラ立つこともあり、言葉もつい荒くなりがちです。怒れば認知症の人は不快になり、介護者は自己嫌悪に……両者ともによいことはありません。

イラ立ちを抑制できれば介護は楽になる

怒らない秘訣

- 数を数え冷静になる
- その場を離れる
- 家族の思い出の写真を飾っておく……

など、自分なりに怒らない方法を身につける
（感情コントロール法の詳細は 32 ページ参照）

何回言えば
わかるの！

なんで怒られたり叱られたりするのかわからない

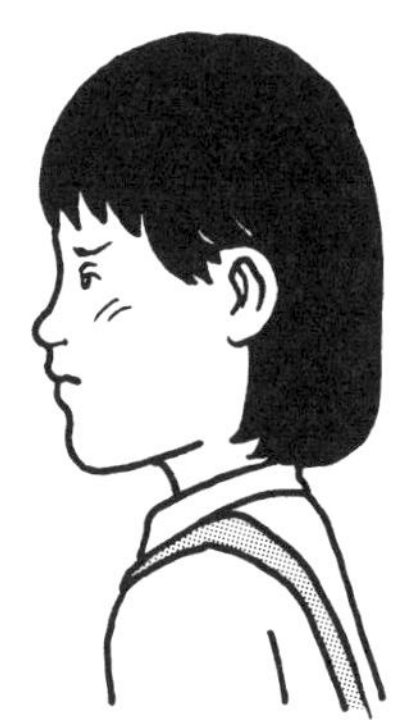

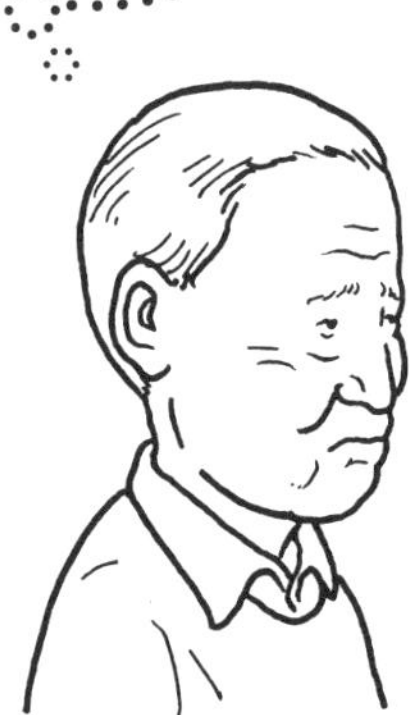

02

分けへだてしない
Don't discriminate

認知症だからといって、家族から離して一人にさせないでください。原則として家族と同じ場所で同じ時間を過ごす"一緒感"が大切です。孤独は脳にもダメージを及ぼし認知症の症状の悪化につながります。

孤立感はよくない

- 家族みんなで一緒に食事をする
（なるべく同じ献立で。食べづらい食材は、小さくカットするなどの配慮を）
- 外出するときは可能な限り一緒に出かける

介護の目的は一緒に生活すること

私だけのけ者にしないで、こうしてみんなで楽しく過ごしたい

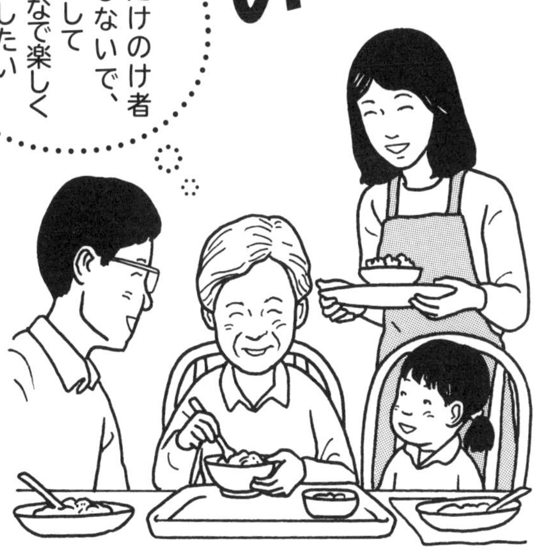

03

できることを奪わない

Don't hinder in pursuing things they can do

認知症の人は昔やれたことができなくなり、失敗も増え、ときには余計なこともしてしまいます。だからといって何もやらせないのは逆効果。できないことばかりに目を向けず、できることをやってもらいましょう。

**今の能力を生かしてもらう
それが認知症介護の大原則**

自信につなげる

- できることをお願いする。自信につなげ「必要とされている」という思いを持ってもらう
- できたときは「ありがとう」と感謝。大げさにほめるくらいでよい

昔のようには
やれないが、
自分でまだできる
こともある

お母さん
私が
やります！

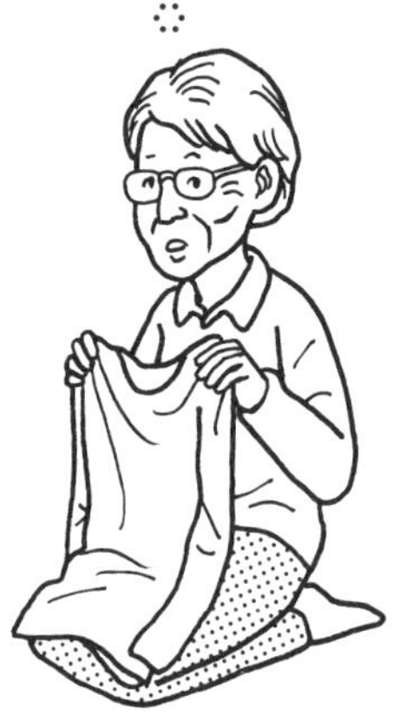

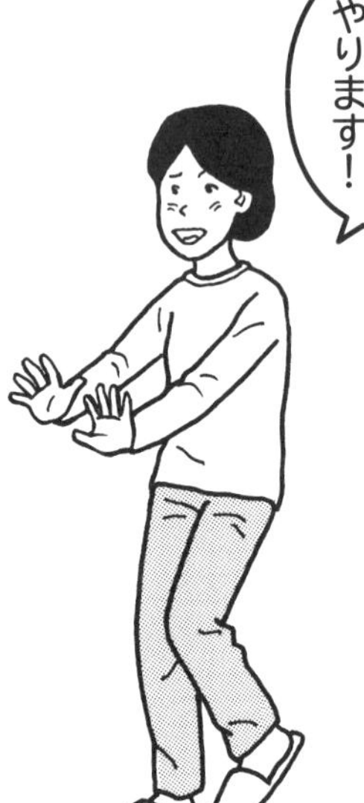

04

プライドを傷つけない

Don't hurt their pride

認知症になっても自尊心や喜怒哀楽の感情は持ち合わせています。叱責や命令口調、幼児に対するような言葉遣い、教え諭そうとする態度などはプライドを傷つけ、問題行動を増長させることにもつながります。

敬う心で接する

- 人生の経験を敬う
- 相談し頼りにする
- 好きなこと・得意なことをやってもらい、自尊心を刺激する
- 本人から介護者が学ぶという姿勢を持つ

他者に認められることが
人間の尊厳の源である

衰えて失敗する
自分が情けない。
けれどそれを
指摘しないでくれ

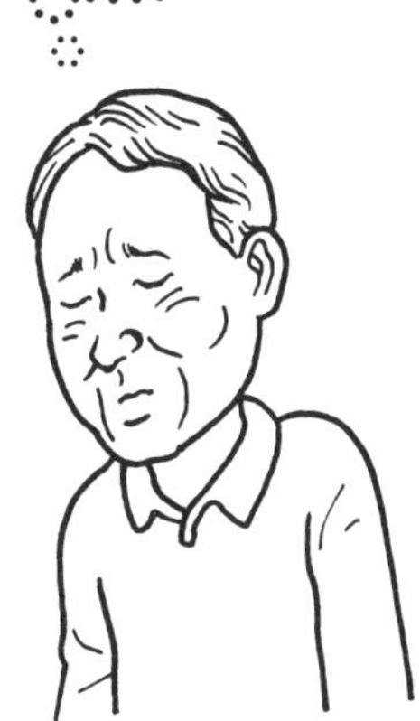

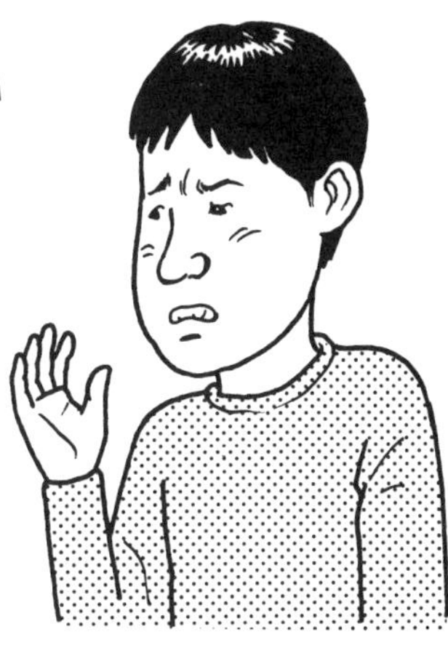

05

否定しない

Don't deny

例えば、「誰かが部屋を覗いている」「お金を盗まれた」などと訴えてきたとき、それが事実とは違っても、頭ごなしに否定せずに主張を受け入れましょう。否定すると本人は動揺し、孤独と混乱を深めます。

共感し受け入れる

- 本人の世界を受け止めて、信じ込んでいることを否定しない
- 共感や思いやりの言葉をかける
- 話をうなずいて聞く
- あいづちを打つ

私はウソなど言わない。否定せずにちゃんと聞いてくれると安心できる
事実とは違っていても
本人にとってはそれが真実
ウンウン

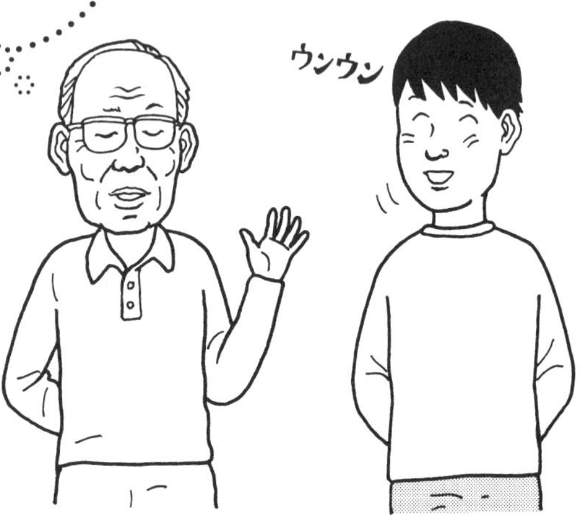

06

急がせない

Don't rush

人は加齢に伴い、食事やトイレ、着替えなどの動作が緩慢になります。介護者は「早くして！」と言いたくなりますが、焦らせればパニックになるばかり。普通の人より3倍以上時間がかかると心得ましょう。

ペースに合わせる

- 本人をやさしく見守り、動作が終了するまで気長に待つ
- 介護者は「早くケアを終わらせたい」という意識を捨てる
- 話のテンポを合わせる

介護される側こそが主人公
介護者は支える杖になる

じっくり待ちましょう

自分では一所懸命やっているつもり。せかさずに待ってくれるとありがたい

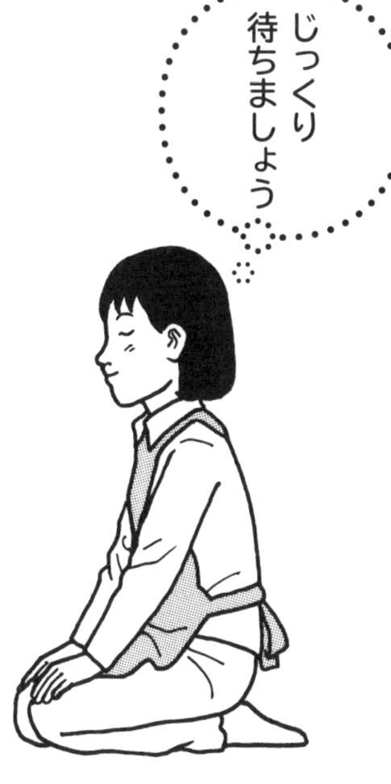

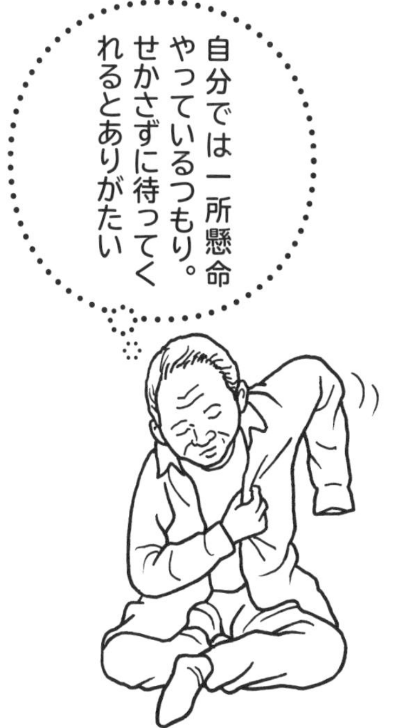

無理強いしない

Don't force

07

よかれと思ったことでも、無理強いしてはいけません。本人がやりたくないのに、むやみに脳トレをさせたり日時を確認させるのは控えましょう。入浴や着替えを嫌がる場合でも、強制すると不満がつのります。

同意を得てから

- 拒否する理由を聞いて根本的な原因を探る
- 一方的な介護ではなく、本人の同意を得てケアするのが基本
- これまでの環境や生活習慣を変えない

本人の自主性がなければ意味も効果もない！

やりたくないことを無理にやるのはつらい……
4＋8＝？
15－6＝？

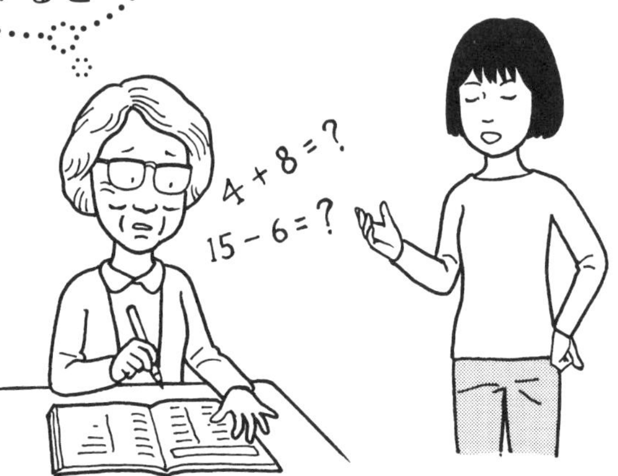

08

ヒソヒソ話をしない

Don't whisper conversation

家族がヒソヒソ小声で話していれば、認知症の人は内容が聞き取れずに疎外感を持ち、「悪口を言われているのでは」と疑心暗鬼になります。それがストレスとなり、認知症の症状を悪化させる一因にもなります。

認知症だからわからないだろうと無視する態度は厳禁

話すときは要注意

- 本人から離れた場所で話さない
- 家族だけで話さない
- 小声で話さない
- 話しかけて双方向の会話を心がける
- 会話を中断しない

私に聞こえないように、いつも隠れて何か話している

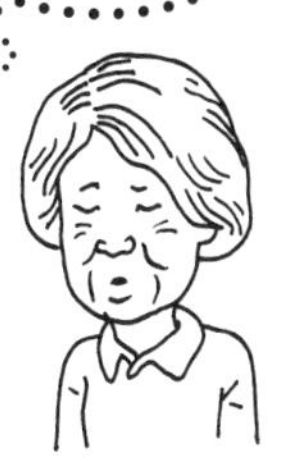

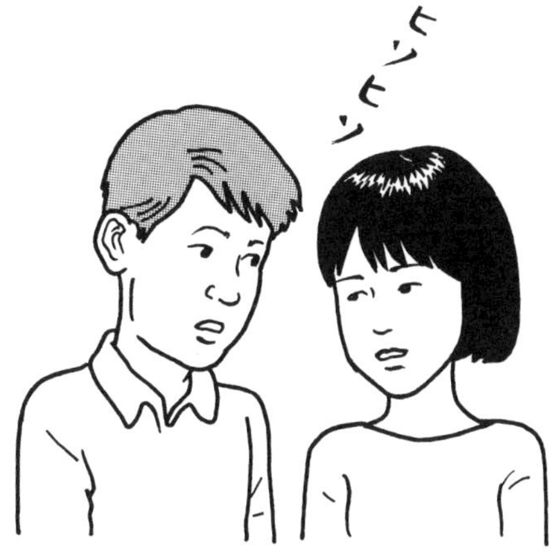

09 自分一人で喋(しゃべ)らない

Don't talk to yourself

心配しすぎて、あれこれ指示や注意をしたくなりますが、認知症の人は一度に多くのことを言われても理解できません。話すときは自分ばかり一方的に喋らず、本人が話すのを笑顔で見守る余裕を持ちましょう。

話を聞こう

- 一度に多くを話さない
- 話を聞く姿勢を示す
- 先回りして過剰なアドバイスをしない
- Yes、No で答えられる内容ではなく、話が広がる問いかけをする

多くを語るなかれ
言葉はワンフレーズが有効

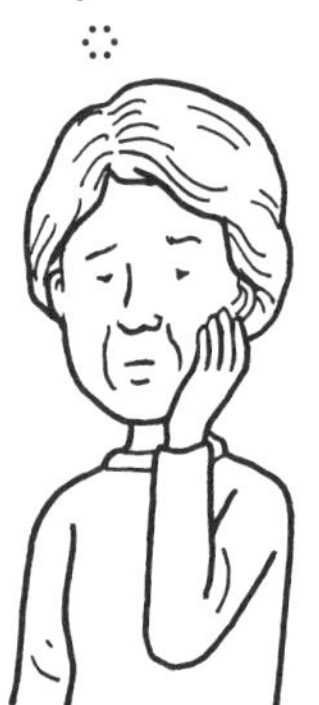

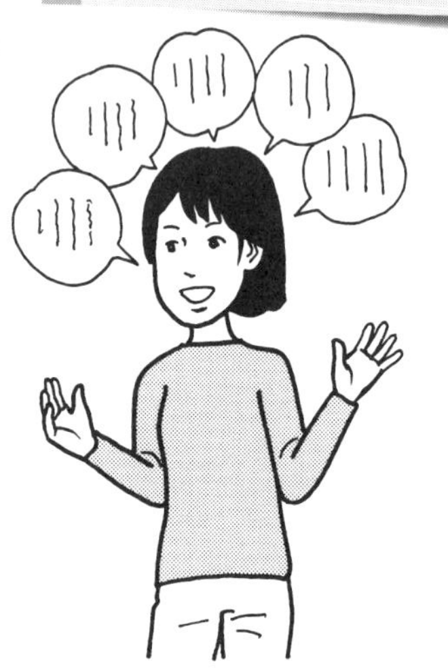

10

頑張り過ぎない

Don't try too hard

介護をすべて自分でやろうとすると、疲れてしまいます。家族介護者は聖人君子ではないし介護の専門家でもありません。できないことがあって当たり前。一人だけで頑張らず、抱えず、周囲を頼りましょう。

介護疲れ予防法

- 自分を責めない
- 愚痴や弱音を吐き出せる相手をつくる
- 息抜きの時間を持つ
- 専門機関に相談する
- 介護はいつか終わる
- 自分にやさしくあれ

介護は 50 点以上で合格とする
満点を目指さず真ん中で十分

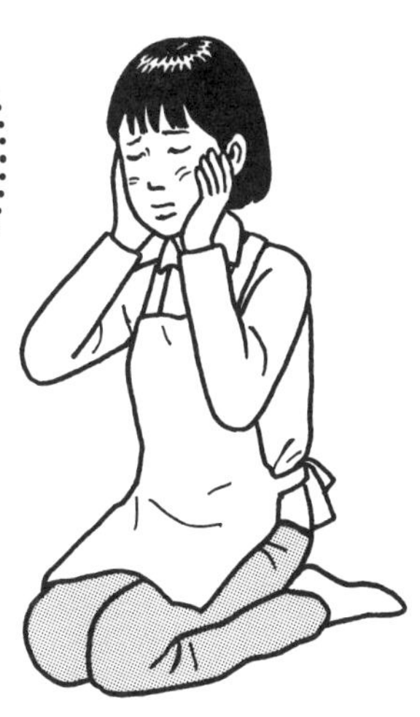

プロローグ　まとめ

認知症の本質を知り正しいケアを

認知症の人は、認知機能だけでなく**自分の状態（症状）を把握する能力も低下**しています。そうした**認知症の本質を理解**していないと、**正しい接し方や適切なケアを**行うことができません。認知症の人に対する怒りや叱責、否定や強制などは、本人に症状の自覚がないため効果がなく、むしろストレスを増長させ、症状をさらに悪化させるという悪循環に陥ってしまいます。**「認知症の本人は常に不安を抱えて暮らしている」**ということを念頭に置いて接しましょう。

すべての病気には意味があります。人生が終末に向かう時期に発症する**認知症には大きな意味**があるに違いありません。認知症の人は、短期記憶としての数日前の記憶は残っていませんが、いまのことはわかっていますから、周囲のサポートがあれば、**かけがえのないいまの時間を楽しく過ごす**ことができるのです。このいまを大切にしながら、**人間としての尊厳を保ち、楽しく生きて、そして恐れることなく人生を全うできるよう、家族がサポート**しましょう。

第1章

「接し方」のポイント

Ways to attend

接し方と支援の仕方次第で、本人も家族も心おだやかに暮らすことができます。

11 言動のなぜ？を考える

Think of reasons behind their speech and behavior

徘徊や物盗られ妄想、幻視、怒りなど、認識錯誤や突発的な言動に介護者は戸惑います。その背景にある要因を知ることがケアの手がかりになります。

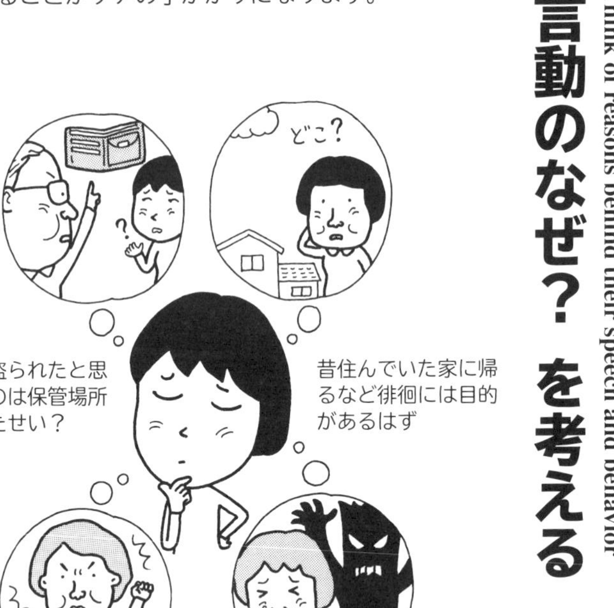

お金を盗られたと思い込むのは保管場所を忘れたせい？

昔住んでいた家に帰るなど徘徊には目的があるはず

衰えから生じる不安や焦り、孤独感が怒りにつながる

幻視はレビー小体型認知症の初期によくみられる症状

※レビー小体型認知症は「三大認知症」のひとつ。男性に多い傾向がある。

理解しがたい言動にも意味がある

問題行動の背景には「居心地が悪い」「昔への回帰」「不安」「いらだち」などの原因があるのかも。本人の気持ちに寄り添う介護者の態度が安心をもたらし、症状が改善されることもあります。

暴言や暴力、興奮、抑うつ、幻覚、妄想、徘徊、失禁、弄便などの問題行動（周辺症状）はBPSD（Behavioral and Psychological Symptoms of Dementia＝認知症の行動と心理症状）とも呼ばれる。

12 正面から応対する

Talk to them face to face

認知症の人は視野が狭くなり、正面にいない人や物には気づきにくくなります。いきなり声をかけるのではなく、本人の目の前に回り込んでから話しかけましょう。

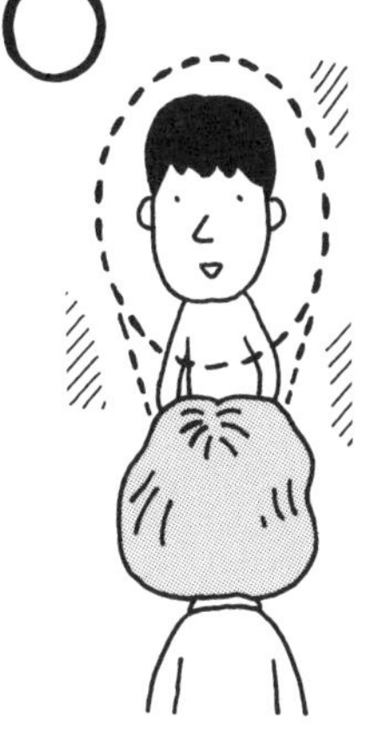

○

話しかけるときは常に正面から視野に入る

相手の前に回って話しかける

正面から応対することは相手に対して誠実な証になる。

離れた場所から声がけしない

視界に入らない横や後ろからの突然の声がけは、認知症の人を驚かせてしまう。

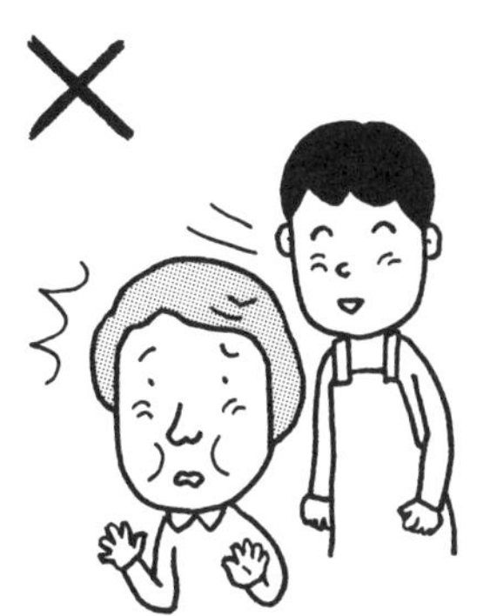

×

後ろからの声がけは驚いてしまう

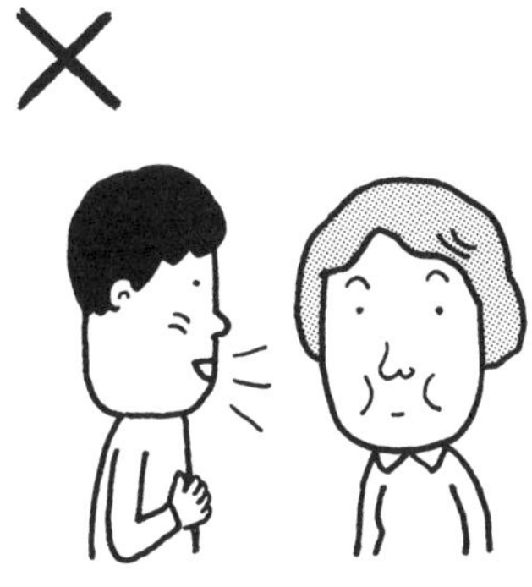

×

横から声をかけても気づかない

13 目線を合わせ低めの声で話す

Maintain eye contact and talk in a low key tone

話すときは相手の目をしっかり見て、目線を合わせることが基本です。また、高齢の人は高音域が聞こえにくいため、低めの声でゆっくり話しましょう。

×

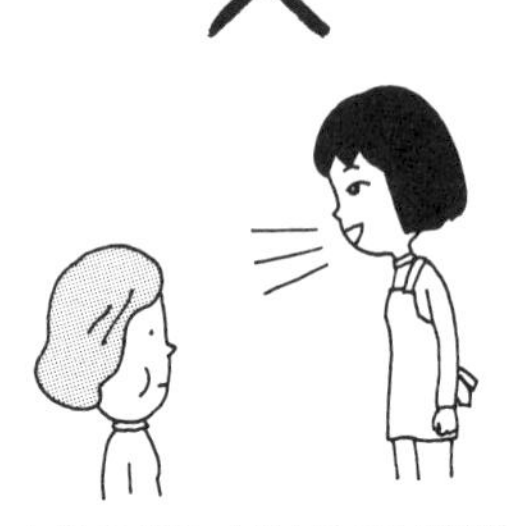

上から話しかけるのは禁物

上から目線は威圧を与え見下されているという印象

○

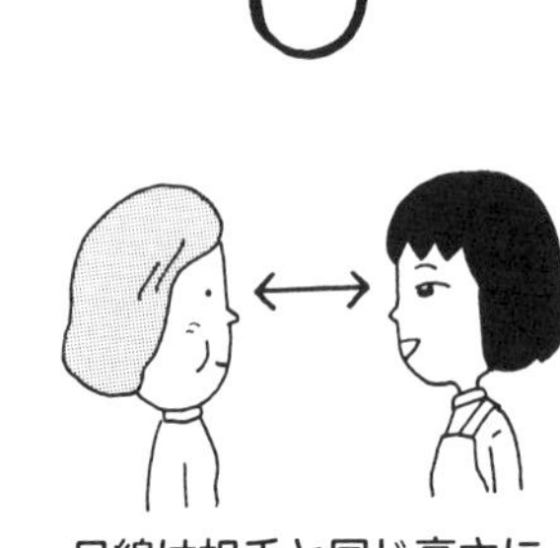

目線は相手と同じ高さに

目線を合わせて話すと、問いかけに対して反応が変わる

○

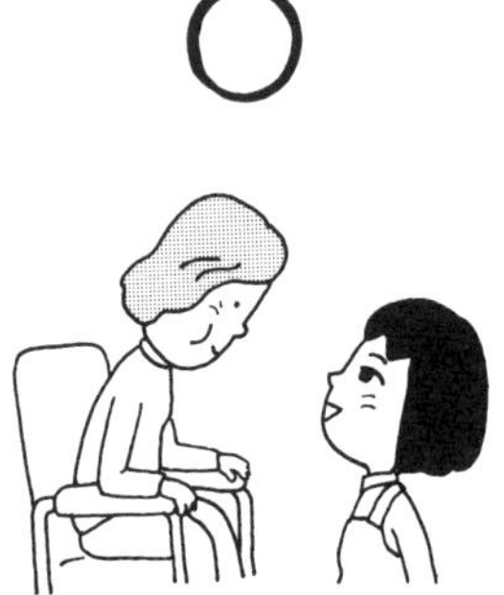

状況に応じた配慮を

前かがみの人には自分がしゃがんで目線をとらえる

○

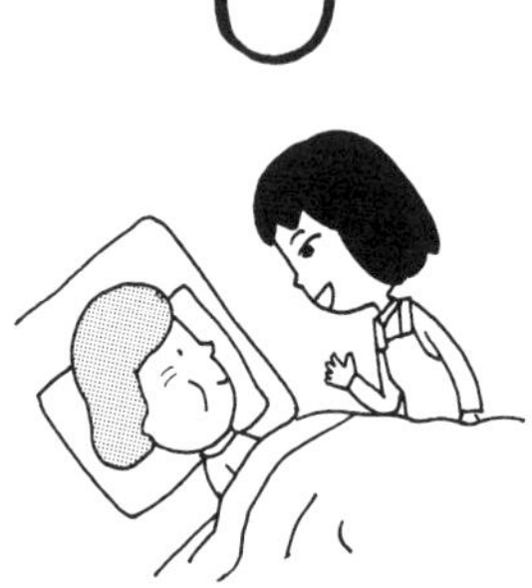

目線をとらえる位置取り

寝ている人には目線の先に自分の顔を持っていく

目線の高さや話し方、体への触れ方などに気を配り「大切に思っている」ことを相手に伝えるケア技法がフランス発の「ユマニチュード」。日本の医療機関や介護施設でも導入されている。

14 やさしく触れる──スキンシップが大切

Soft skin contact - skin ship is important

認知症の人の手やひざに自分の手を添えながら話をしてみてください。手のひら全体で包み込むように触れると、安心感をもたらし、本人の表情が和らぎます。

○

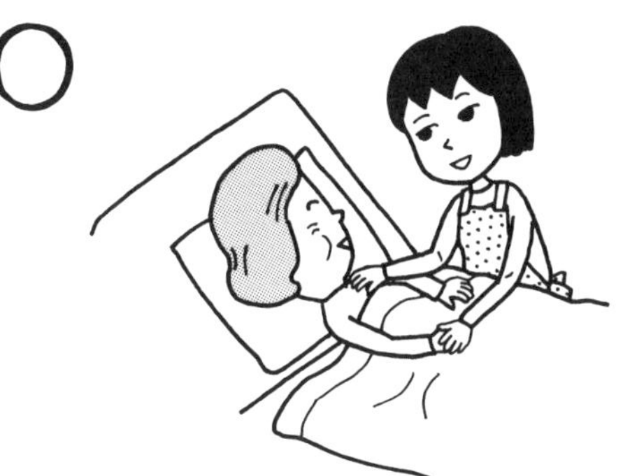

触れることで愛情が増す

触れることで介護者もやさしい気持ちになり、そのやさしさが認知症の人にも伝わる

○

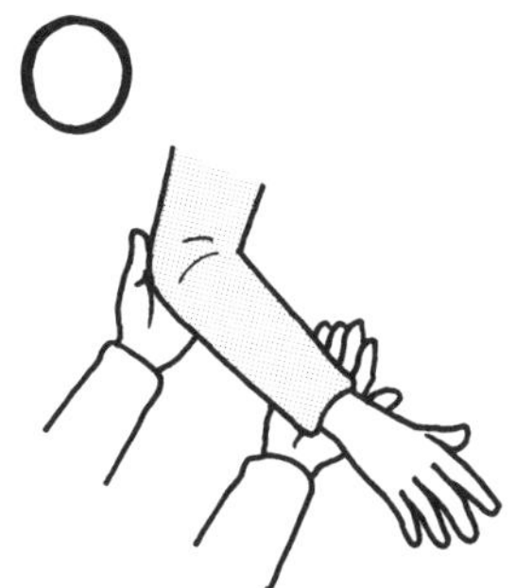

手のひらで下から支えるように

わきを持ち上げる介助法は脱臼の恐れがあるので下から支える

×

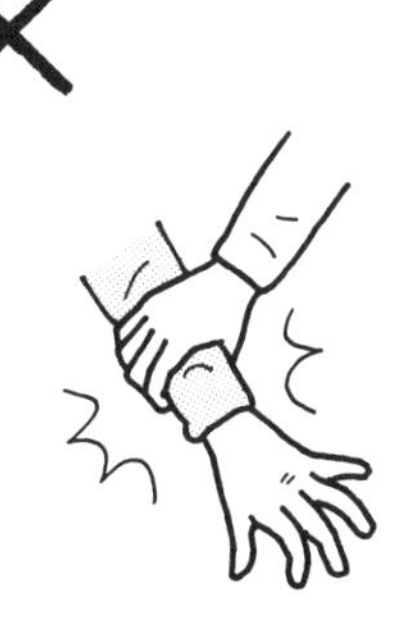

つかまないのが鉄則

手首や腕をつかむと、攻撃的なイメージを与えてしまう

15 話を聞く〈傾聴〉—耳・目・心で話そう

Listen and communicate with ears, eyes & open heart

話を聞くときは、その奥にある気持ちをくみ取って耳を傾ける＝「傾聴（けいちょう）する」ことが大切。本人が主張する世界を否定せずに傾聴すれば心が通い合います。

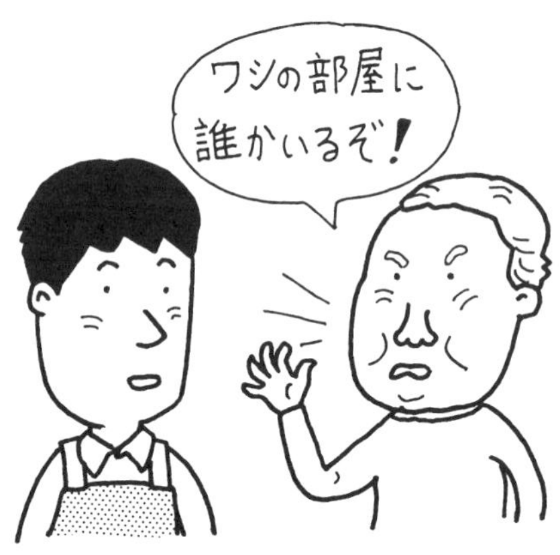

本人が主張する世界を否定してはいけない

「どんな人がいたの？」　「いつごろ？」

「どのへんにいたの？」　「では、一緒に見てみよう」

自由に返答できる質問（オープンクエスチョン）を重ねていくと、本人がどのような状態でどう感じたのかを把握できる。具体的には「when（いつ）、where（どこで）、who（誰が）、what（何を）、how（どうやって）」の疑問符を使うが、「why（なぜ）？」という問いかけは不要。

不安を抱えていることを理解しよう

大切なのは、正しいか否かではなく、本人に穏やかな気持ちでいてもらうこと。認知症の人は心理的に不安な状態であることを心得ておきましょう。

「傾聴」や「共感」によって心を通わせる「バリデーション療法」は、アメリカのソーシャルワーカーのナオミ・ファイルが1963年に開発。認知症に効果的とされる。

16 言葉を繰り返す—リフレージング

Repeat words - Rephrasing

傾聴の証として、本人が話す重要な言葉を同じように繰り返す「リフレージング」という方法があります。本人は自分の言ったことを確認してもらうと安心します。

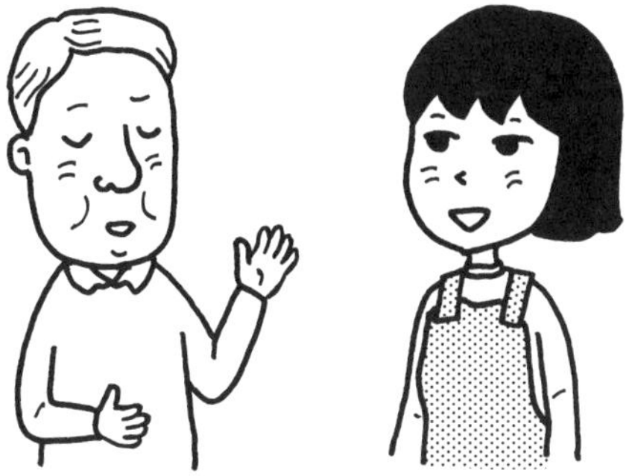

「部屋に誰かいたのですね」

「部屋に誰かいたぞ」

言葉だけでなく表情や口調も真似て繰り返すと効果的

無反応なときは「オートフィードバック」

相手から反応がない場合は介護を行う自分の動作や内容を実況中継するオートフィードバックを用います。

体を拭く場合は 「温かいタオルをもってきました」

「今から体をふきますね」

「左腕を少し上げます」

「タオルをあてますよ」

などと言葉を重ねていくと、本人も納得して介護しやすくなる。

17 共感する——あいづちが大切

Sympathize - give them sense of importance

こちらから否定せず、説明せず、本人の話に共感しましょう。「共感」とは相手の感情や心理的状況などを自分も同じように感じ、理解するということです。

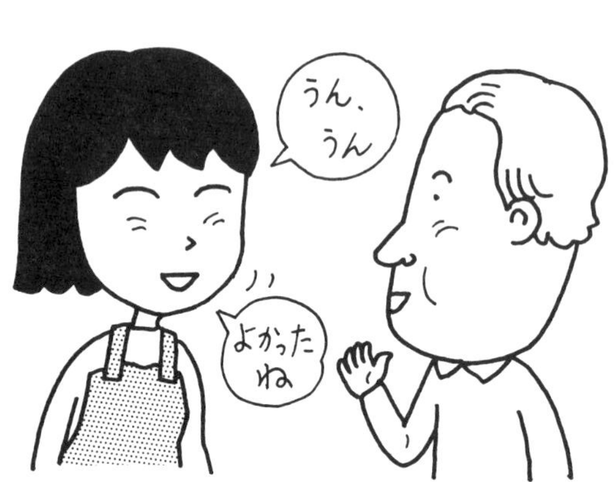

同調・共感・思いやりの会話を

「うん、うん」（うなずき・あいづち）
「ああ、そうだったの」（同調）
「それは大変だったね」（共感）
「大丈夫だよ」「安心して」（思いやり）

共感を示す５つの心得

①話を十分聞く
②肯定する（否定しない）
③微笑む
④うなずく
⑤あいづちを打つ

会話の最後に
「…よかったね」を付け加えると共感をさらに示せる。

18 今日の情報を伝える

Orientation of daily activity

日時や場所、季節、人間関係などが認識できなくなる「見当識（けんとうしき）障害」の改善につながるのが、リアリティ・オリエンテーションという方法です。

「公園に来ましたよ」
「春です」
「桜が咲いています」
「今日は暖かいね」

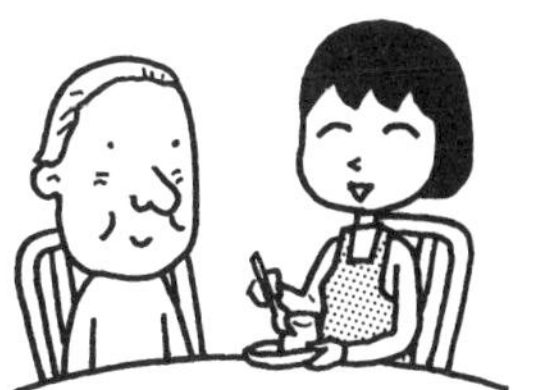

「12 時になりました」
「お昼ごはんです」

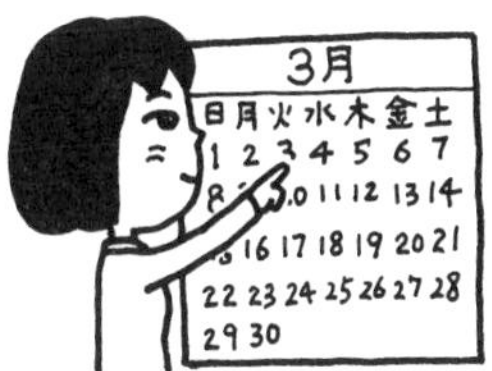

「今日は 3 月 3 日です」
「ひな祭りの日ですよ」

さりげなく伝える

会話の中で、日時、場所、季節、天気などのいまの情報をさりげなく伝えます。ただし「今日は何日？」「ここがどこかわかる？」と試すような質問をしてはいけません。

「リアリティ・オリエンテーション」は、1968 年にアメリカで戦争の後遺症をもつ軍人を対象に行われたが、現在は認知症の改善が期待できる療法として知られている。

19 ほめる──「ありがとう」の効用

Give praise - ［Thank you］effect

いつも心がけたいのは「ほめる」「認める」こと。少し大げさなくらいほめてあげれば、笑顔が引き出せます。「ありがとう」という感謝の言葉も忘れずに。

ありがとう。
母さんはリンゴの皮を
むくのが上手だね。

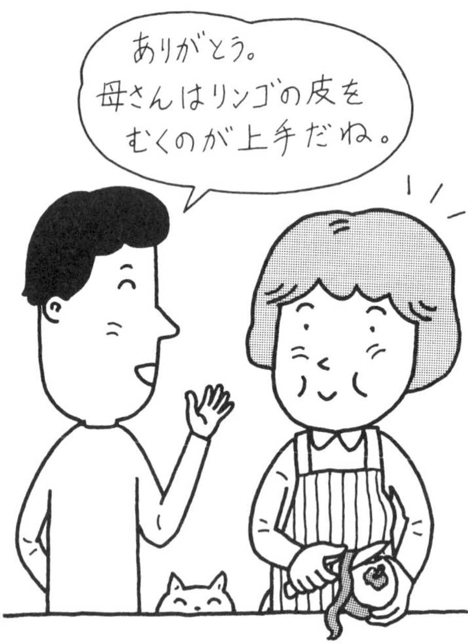

ほめて認めることが本人を落ち着かせる

ささいなことでも、できたこと、やってもらったことには必ずほめましょう。役割を果たしていると本人が実感すれば自信につながります。ほめられ、認められている人は困った行動を起こしません。

20 割り切るちから

Don't take it too seriously

すべてを完璧にケアしようとせず、ときには「認知症の症状だから仕方ない」と割り切ることも大切。介護はゆったりと余裕をもち、頑張り過ぎないことです。

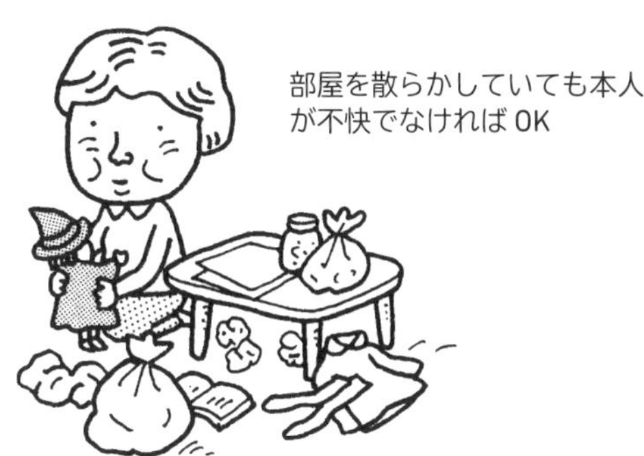

部屋を散らかしていても本人が不快でなければ OK

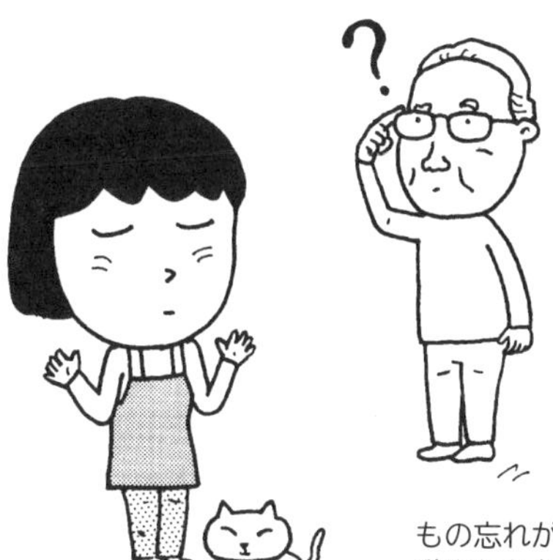

もの忘れがひどくても困った行動をとらなければ気にしない

大まかに考えて対処する

命にかかわるほどの差し迫った状態でなければ、気にせずにそのままにしておく場合があってもよいでしょう。上手に割り切れるようになれば、認知症の人と共に生きていく道筋が見えてきます。

21 怒らない秘訣―感情コントロール法

Know the secret of maintaining patience - emotional control

同じことを何度も聞く、頼んでないのに余計なことをする…そんな場面でつい怒ってしまいがちですが、その解決策として怒らない秘訣(ひけつ)を見つけましょう。

数をかぞえて、ひと呼吸おく

頭の中で「1、2、3」と数えるか、深呼吸をして“間”をとり、心を落ち着かせる。

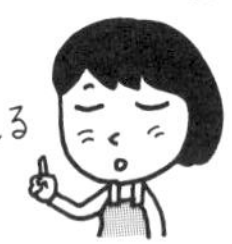

その場を離れる

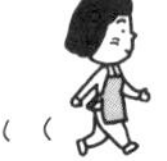

「ちょっとトイレに」「お茶を入れる」などと断ってその場を離れ、冷静さを取り戻す。

家族の思い出の写真を飾る

目につきやすい場所に家族の思い出の写真を飾り、怒りそうになったらそれを見る。

怒りをおさめる呪文をもつ

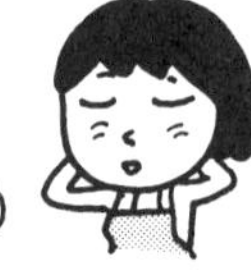

「しょうがない」「きっと理由があるはず」など、怒りをおさめる自分なりのフレーズを心の中で唱える。

怒りを整理する

日記に今日怒ったことをつづり明日への教訓とする。

気分転換でストレス解消

ドライブや買い物、スポーツなど日常とは違う空間で気分転換。

それでも怒ってしまったら「ごめんね」

「ごめんね」のひと言で雰囲気が和らぎ、自分の気持ちも鎮まる。

22 自尊心を刺激する

Stimulate ones self worth

認知機能が衰えると、できないことや失敗が増えてきます。それに対して注意・命令をしたり、子ども扱いして過剰に世話をやいたりすると、本人は傷つきます。

今朝は
どんな記事が
載ってますか？

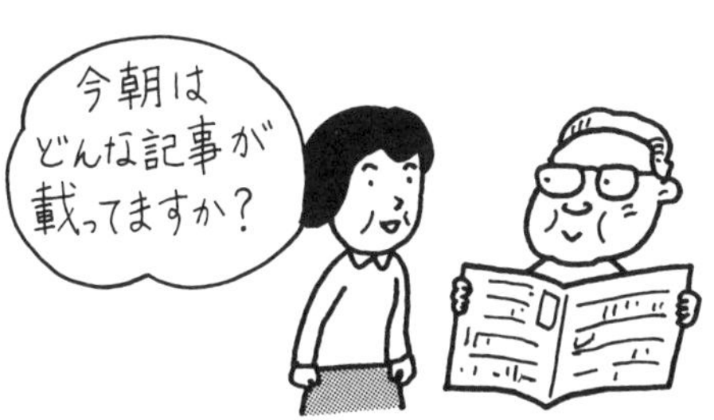

頼りにして教えを乞い、プライドを尊重する

お父さんは庭仕事が
上手ですね。助かります

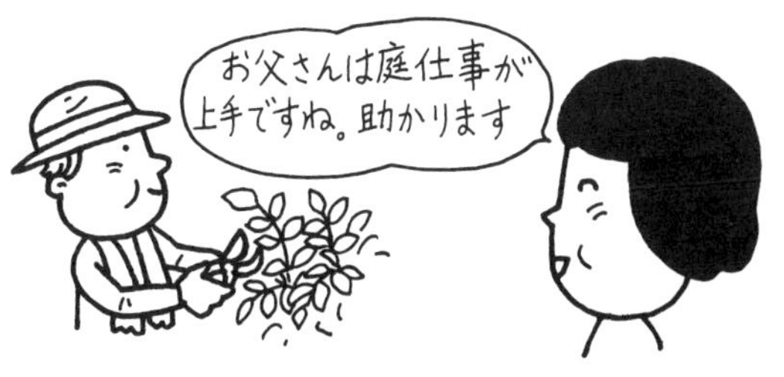

趣味や特技などをほめる

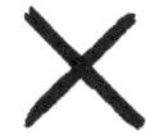

間違いを指摘し、正論でやり込める
命令口調や教え諭そうとする言動

お願いして頼りにする

得意なこと、好きなことをやってもらい、頼りにして自尊心を刺激しましょう。「…してくれると助かります」「お願いします」「一緒にやらせてください」といった声のかけ方がベターです。

23 生活のリズムをつくる

Make daily life routine

閉じこもりがちだと、活動量が減り昼夜のバランスが崩れてしまいます。寝たきり予防のためにも規則正しい生活をおくってもらうようサポートしましょう。

1週間の予定を決めてそれを実践する

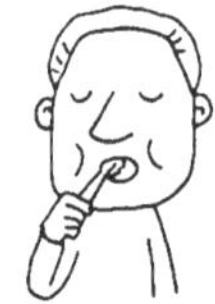

朝は爽快に洗面・歯みがき

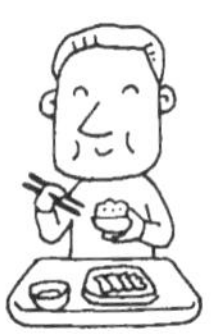

決まった時間に食事をとる

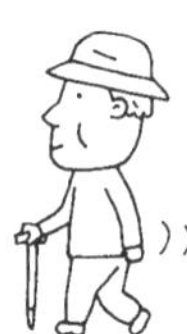

散歩を日課にしてもらう

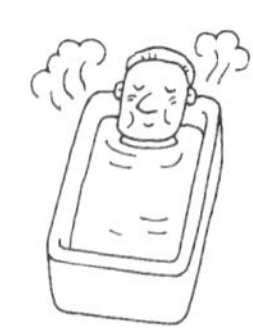

夜間入浴で体を温める

1日のルーティン（日課）をつくる

起床や食事、散歩などは定刻に行う。起きたら日光を浴びて体内時計をリセット、朝の連続ドラマを必ず見るなどルーティンをつくりましょう。デイサービスに行くのも生活にメリハリができて効果的です。

24 一度に二つ以上を伝えない

Saying and doing things one at a time, keenly observing actions

認知症が進行すると、先ほどの記憶をとどめておけません。また、いくつものことを同時に理解することが苦手になりますから、一つずつ短い言葉が有効です。

散歩に出かけましょう
今日はいい天気ですね
靴をはきましょう
杖を持ってください
出かけましょう

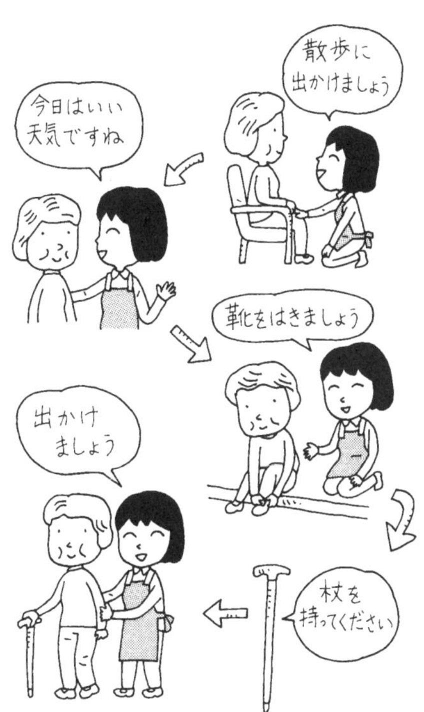

理解できるのは一つだけ、わかりやすい言葉で

「今日はいい天気だから、杖を持って散歩に出かけましょう」―この言い方だと「天気」「杖」「散歩」など複数の単語が入って、本人は混乱します。何かを伝えるときは情報の量を減らして要点を絞りましょう。

25 思い出話を聞く ―回想法

Listen to their past story（Recollection）

認知症になっても、子どもの頃や若い頃の記憶は保持されています。懐かしい思い出を語ることで脳を活性化させ、心の安定をはかるのが回想法リハビリです。

家族はよい聞き手になる

「回想法」は埋もれていた記憶をよみがえらすことで脳が活性化し、認知症の進行を抑えられます。家族でも知らなった話が出ることもあり、聞くほうも発見があって楽しい時間が過ごせます。

「回想法」は 1960 年代にアメリカの精神科医ロバート・バトラーが提唱した心理療法。認知症の人へのアプローチとして注目されている。

回想法リハビリの一つの手段として、アルバムを見ながら昔を振り返るのも有効です。写真は視覚に訴えて眠っていた記憶を引き出す手がかりとなります。

26 一緒にアルバムを見る

Take a look at picture album together

おまえが小学校のころ
スキーに行った写真
そうだね
覚えてるよ

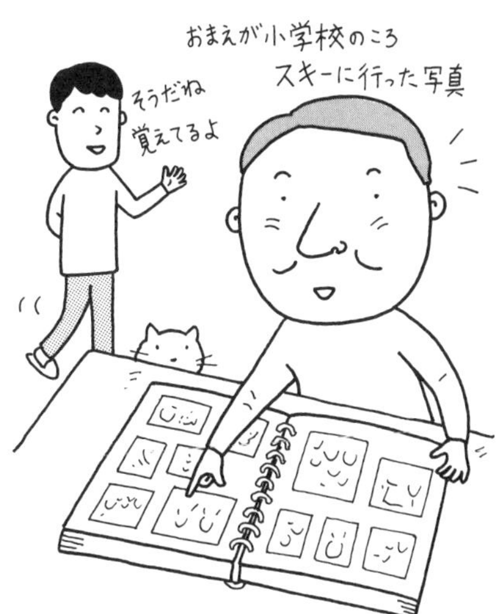

思い出を共有する

アルバムには、本人や家族の歴史が詰まっています。思い出を共有すれば話もはずみます。アルバムに注釈やコメントを書き込んだり、アルバムをもとに年表や「自分史」をつくるのもよいでしょう。

「回想法」は、気分の安定、会話の促進、自分の話を聞いてもらえる満足感、人生の再確認・自信回復をもたらし、問題行動の防止などの効果が期待できる。

27 他人との会話を増やす

Encourage frequent conversation with other people

家族以外の人とのつながりをもってコミュニケーションを上手にとると、脳が活性化して認知症の症状がおだやかになることが明らかになっています。

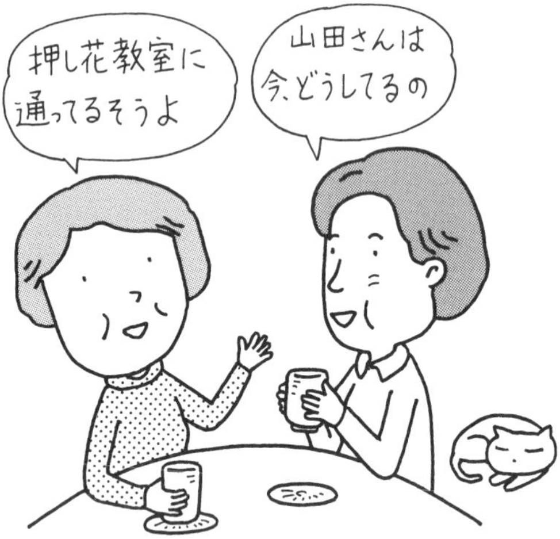

人との接触が少ないと認知症の発症リスクが高くなるので、気軽なおしゃべりが症状緩和に役立つ

会話はすばらしい脳トレ

近所の人との世間話、親戚や友人を招いての会話は、脳トレになります。人と会って話をしてもらう機会を増やしましょう。遠方にいる人とは電話やスマホの動画を使って連絡をとりあうとよいでしょう。

28 一人で悩まない―ケアマネに相談

Don't worry alone - consult to care manager

認知症の人を家族が介護するのは負担が大きく、介護疲れを招きます。一人で何でもこなそうとせず、専門家の助言や介護サービスなどを利用しましょう。

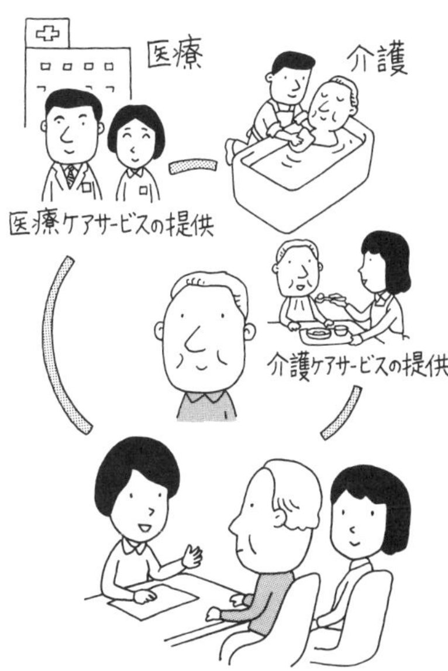

ケアマネは市町村との連絡やデイサービス、ショートステイの利用、訪問介護などの調整を行う

ケアマネは介護のまとめ役

ケアマネジャーは、要介護者や要支援者、その家族の心身状態や家庭環境などを把握したうえで介護サービス全体をマネジメントしてくれます。困ったらケアマネに相談しましょう。

29 立つ機会を増やす

Increase opportunities to stand

認知症になると活動量が減り、筋力が衰（おとろ）えがちになります。なるべく立っている状況を多くし、寝たきり状態になるのを防ぎましょう。

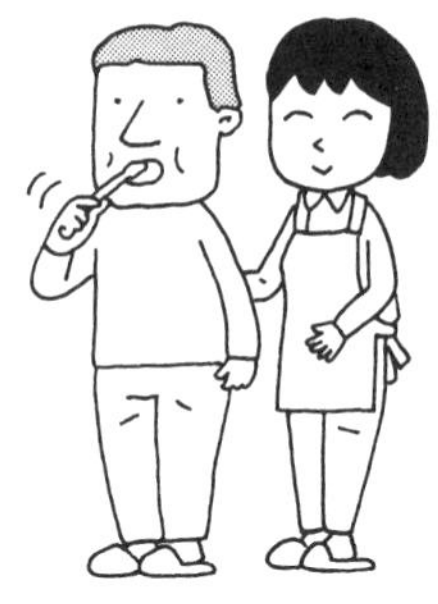

毎朝の洗面や歯みがき

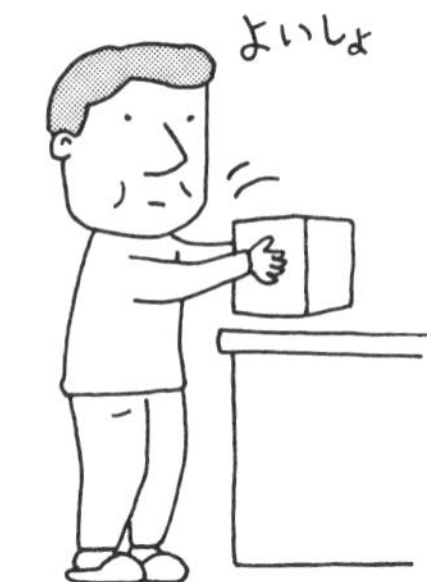

日常生活に伴う動作

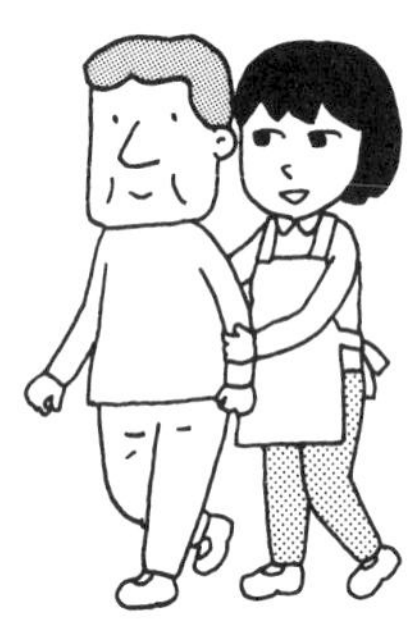

できれば散歩が理想的

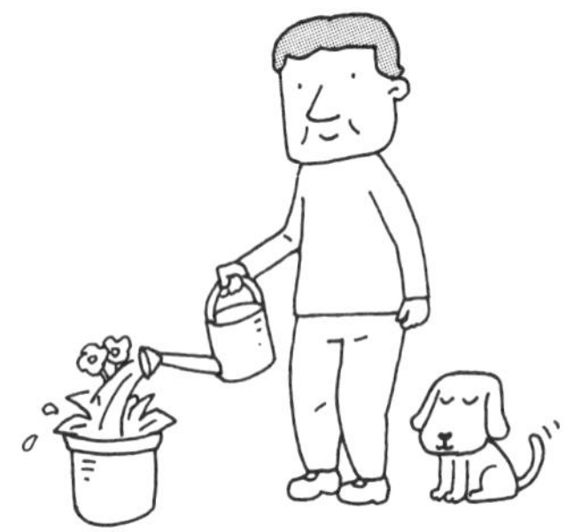

水やりなどを任せる

1日最低 20 分は立つこと

日常生活の中で立つことをサポートします。顔を洗う・歯をみがく、着替えやトイレまでの歩行、家事または雑用を頼むなどして、合わせて１日に 20 分以上立つことができれば、寝たきりにはなりません。

30 なるべく外に連れ出す

Spend time outdoors

認知症を誘引する一つは「閉じこもり」です。外出しなくなり人と接する機会が減って刺激が乏しくなると、認知症は進行してしまいます。

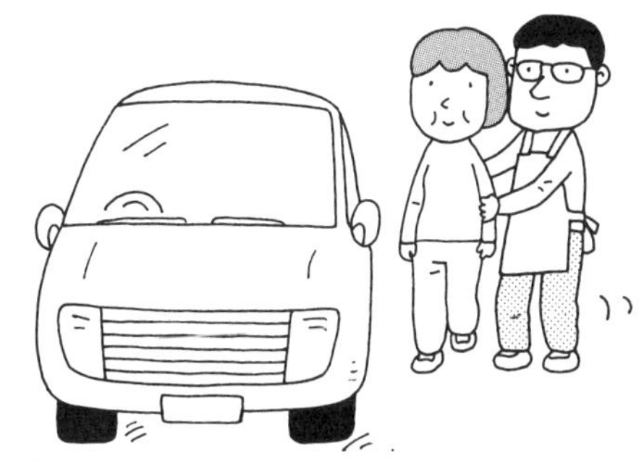

ドライブは気分転換になり脳に刺激を与えてくれる。それが無理なら近所への散歩や買い物に連れ出そう

外出は脳に刺激を与える

脳を健康に保つには、行きたい場所への小旅行やドライブが有効です。文化的な場所を訪ねたり、美しい風景との出会い、親しい人たちとの花見、家族での墓参りなど、積極的に出かけましょう。

31 残された能力を活かす

Make use of their remaining ability

うまくできないからといって何もしてもらわないと、かえって症状は進みます。ささいなことでもお願いして、「自分も役に立つ存在だ」と感じてもらいましょう。

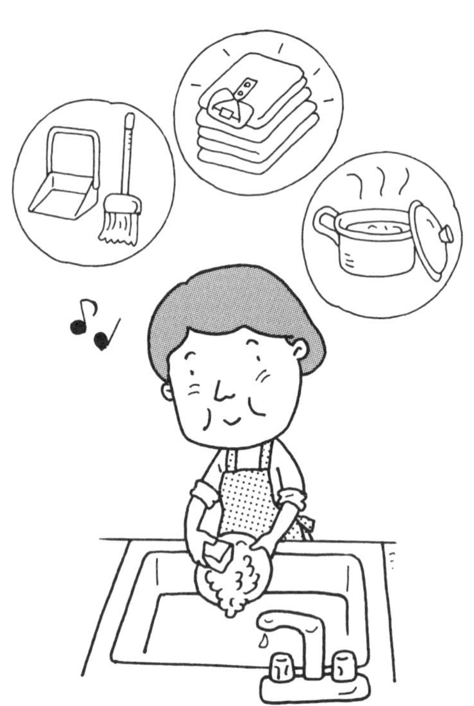

認知症になっても残された能力は少なくない

日常の作業で機能維持と脳の活性化に期待

例えば料理の手順がわからなくなった人でも、皿洗いやお米をとぐなど、できることはあるはず。洗濯物をたたむ、植木の手入れや水やり、ペットのエサやりなど、分担を決めてやってもらいましょう。

デンマークでは高齢者支援のキーワードは「リエイブルメント（Re-ablement=再び自分でできるようにする）である。基本的な考え方は、してあげるではなく本人の力を引き出すケア。

32 伝言板を活用する

Utilize the use of message board

人は耳で聞く情報よりも、目で見る情報のほうが記憶に残りやすいと言われています。認知症の人に言葉で伝えてもすぐに忘れてしまうので、書いて示しましょう。

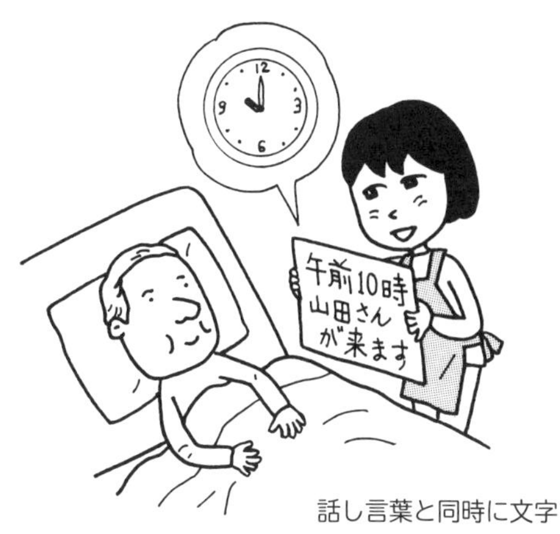

午前10時
山田さん
が来ます

話し言葉と同時に文字でも説明

買い物に
行ってきます。
3時に
戻ります。
6月2日

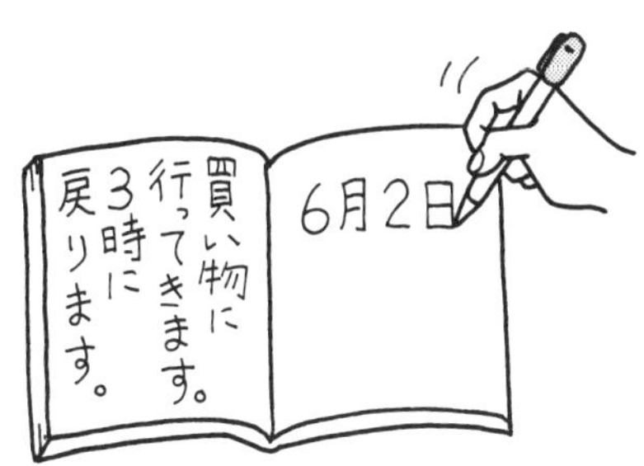

外出するときは必ず書き置きする

視覚に訴えて意思疎通を図る

今日はデイサービスの日、病院へ行く日など、ホワイトボードやノートに今日すべきことを書いておけば、目で確認ができます。会話がなりたたないときは絵を用いたり、紙での筆談が有効です。

33 孫のちからをかりる

Let them interact with grandchildren

身近な人とのふれあいは精神状態に好影響を与えます。とりわけ孫とのコミュニケーションは大きな楽しみ。単調になりがちな日々の刺激になります。

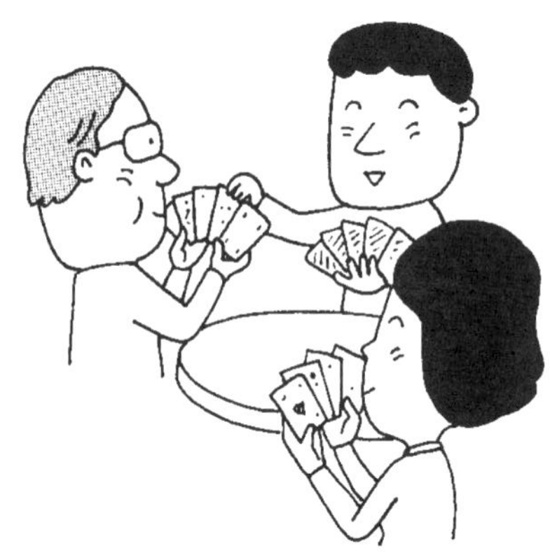

ゲームは脳内の情報処理過程を刺激

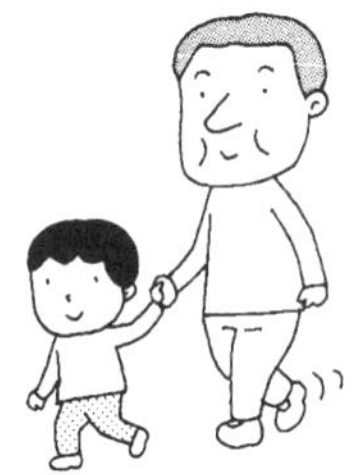

孫に誘導されると
行動も活発になる

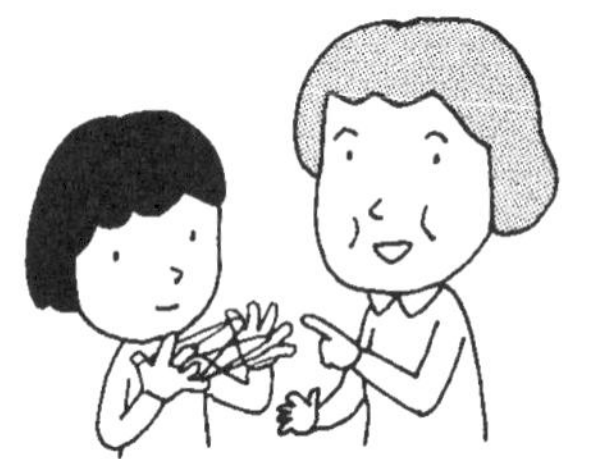

得意なことを教えることで
心も活性化する

孫から刺激を受けて認知機能の低下防止

軽度認知症の人にとって、脳に刺激を与えてくれるゲームなどは孫と一緒だと楽しくできます。また、孫に教える・教えてもらう、孫を見守るなどの行為は、感情表現を向上させ、心を癒(いや)します。

34 人とのかかわりをもつ

Help build relationship with others

住み慣れた地域で暮らし続けるには、近隣の人たちとのつながりが大切です。内向きにならず、町内行事などに一緒に参加して社会的交流を図りましょう。

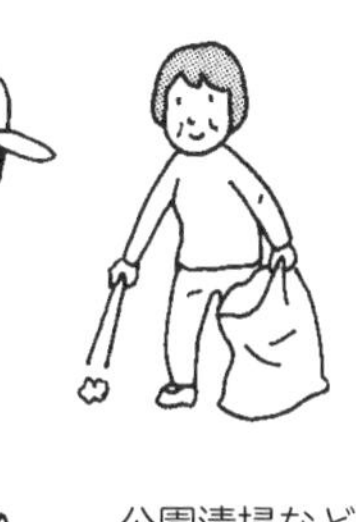

公園清掃などで多くの人とコミュニケーションを深めると、認知症の症状はおだやかになる

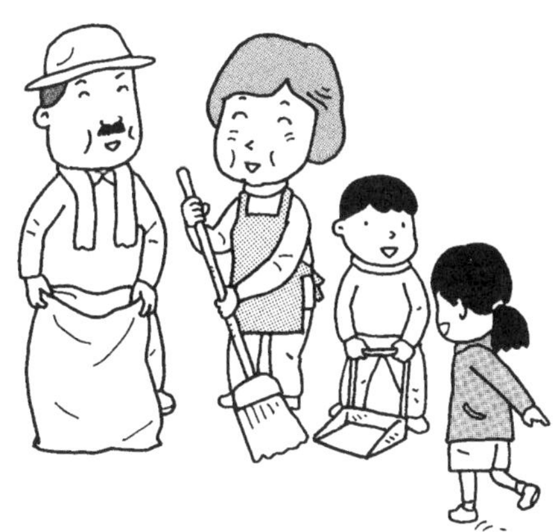

社会的つながりがリスクを低くする

「日本老年学的評価研究プロジェクト」の調べによれば、地域のグループ活動などに参加したりして社会とのつながりのある人は、認知症発症リスクや健康リスクが低いことが明らかになっています。

35 趣味を楽しんでもらう

Enjoy hobbies

認知症になってさまざまな能力が低下しても、長年行ってきたこと、得意なことは、自然に楽しく行えます。大切なのは「意欲を維持してもらう」ことです。

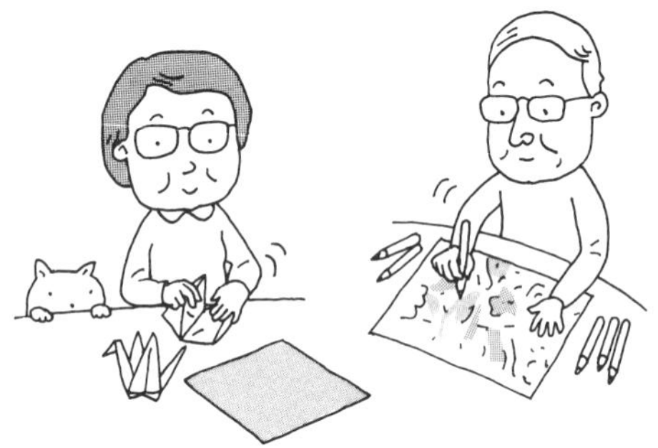

好んで行えば残された機能維持につながる

趣味の範囲を限定せず、「新聞を読む」「縫い物をする」「草取りをする」など本人が好んでやることも趣味の中に含めて応援しましょう。そうした趣味の成果を家族がほめることも大切です。

36 動物とふれあう――アニマルセラピー

Animal contact - Animal Therapy

犬や猫など身近な動物をなでたり、抱いたり、語りかけたりすることは心を癒し、意欲や活動性の向上を促します。ペットも認知症の人のサポーターになりえます。

犬とふれあうことで自然に笑顔がこぼれおだやかな表情になるなど、表情の変化や落ち着きをもたらす

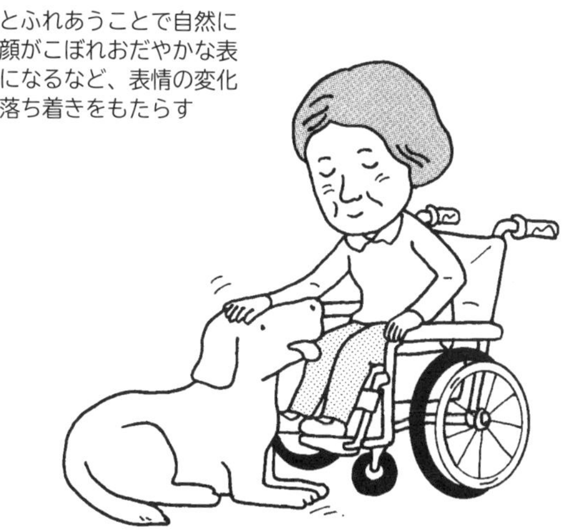

「アニマルセラピー」の効果

○自然に笑顔がこぼれ、穏やかな表情になる
○精神的な安定をもたらす
○意欲や活動性を向上させる
○動物を通して他人とのやりとりが生まれる
○ストレスの緩和やうつ状態の改善が図れる

37 笑う機会を増やす

Increase opportunities to laugh

笑いの頻度が少ない人ほど認知機能低下が起こりやすいことや、笑いによって不安や不眠、うつ、興奮行動などの症状が改善されやすいことが報告されています。

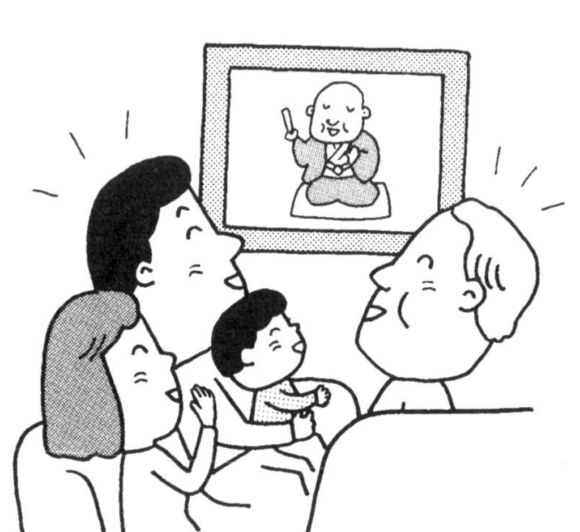

娯楽番組を見るのもよいが、家族との楽しい会話を増やして一緒に笑い合えば脳によい刺激を与える

「笑いは最良の薬」

人と話すことで笑いが起こります。そして認知症の人を支えるあなた自身が笑顔でいることが大切。家族や周囲の人の笑顔が本人の笑顔を呼び、笑顔は不安をやわらげ、症状の進行を遅らせます。

大阪精神医療センターは吉本興業と連携して「笑い」「運動」「脳トレ」を取り入れた認知症予防プログラムをスタート。画期的な試みを実施している。

38 これまでの生活環境を変えない

Don't change their familiar environment

認知症の人は生活のちょっとした違いに敏感です。使い慣れた物を変えたり居室を勝手に片づけてはいけません。要は安心できる「なじみ」の環境を保つこと。

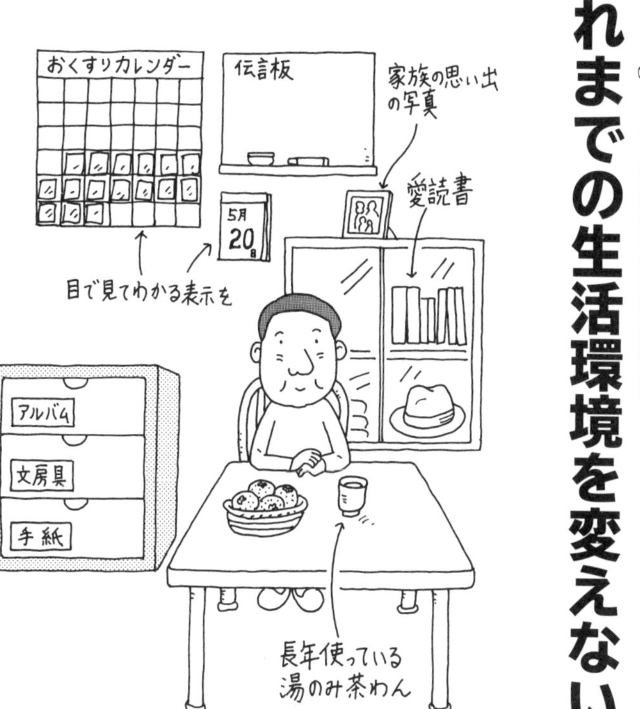

「居心地」「安全確保」「わかりやすさ」を配慮

○使い慣れた物は変えない
○保管場所やインテリアなどを変えない
○歩行の妨げになるものなどは片づける
○わかりやすい表示を付ける
○温度・湿度の調整
○段差の解消

第1章 まとめ

寄り添うには想像力が必要です

ポイントは認知症の人に「寄り添う」ことです。寄り添うとは「そばにぴったりと寄る」という意味ですが、ただそばにいるだけでなく、**相手の心情に共感して心を寄せ、自分の気持ちと相手の気持ちを同調**させるといった意味合いも含んでいます。認知症の人に寄り添うには、まず**想像力を働かせて**ください。本人の気持ちや真意を推し測ることが大切です。そして本人の変化に敏感に気づき、「寂しそうだ」「困惑している」「辛そうだな」と思った時には**素早く寄り添いましょう**。寄り添うことで「一人ではありませんよ。家族はあなたのことを心配しているし、大切に思っていますよ」というメッセージを送り続けることができます。

また、介護者自身のストレス・疲労感が強いと認知症の本人にもよい影響を与えません。介護は頑張り過ぎてはいけません。**家族の人が余裕をもって笑顔で楽しい雰囲気をつくる**ことで、認知症の人は心地よさを感じ、安定した精神状態を維持することができます。

第2章

困ったときの対処の仕方

Ways on how to deal with problems

問題行動の背景には必ず理由があります。
冷静になって原因を探りましょう。

39

さっき聞いたことを何度も聞く

Repeating questions over and over

何度も同じことを聞くのは、近時記憶力の低下により聞いたことを忘れてしまうからです。本人にしてみれば初めて聞くこと。無視したり怒ったりせず、その都度答えるゆとりもちましょう。

×
また
何度も同じ
ことを！
花子は
まだ
帰らんか？
気になっていることを
聞いただけなのに……
○
いまは5時
です。花子は
7時に帰って
きます
記憶に残りやすい視覚から
の情報を活用する

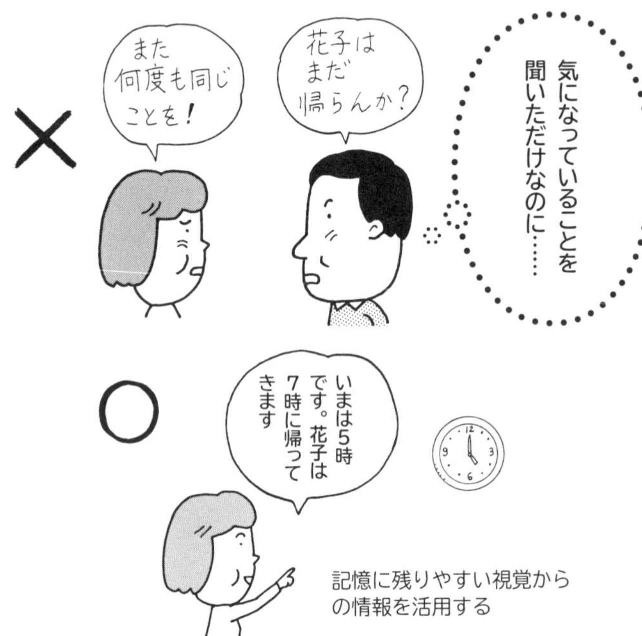

それは不安や心配の表れ

同じことを聞くのは、そのことが気になっているからです。何が不安や心配の材料かを理解すれば、同じ質問も気にならなくなります。

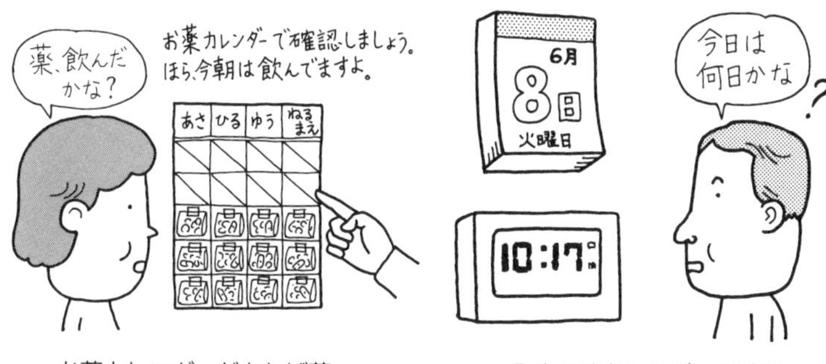

お薬カレンダーがあれば薬を飲んだか一目瞭然

日めくりカレンダーや時計を置けば目で確認できる

✕してはいけない

- 「さっきも言ったでしょ」と怒ってつい声を荒らげる。
- うんざりして無視してしまう。

○対処の仕方

- **誠意をもって答える**
  本人はさっき聞いたことを覚えていないので、聞かれるたびに初めて質問されたかのように返答する。
- **目で見てわかる工夫をする**
  カレンダーに予定を書き込んだり、質問の返答をホワイトボードに書いておくのもよい。
- **100 回同じことを聞かれる覚悟をもつ**
  今後 100 回以上聞かれると覚悟し、おだやかに対処する。
- **相手に合わせるゆとりをもつ**
  イラ立ったときは、怒らない秘訣（32 ページ参照）で対処を。

40

食べたのに「ご飯はまだ？」と催促(さいそく)

Forgetting they already ate［are we not eating yet?］in repeated demand

認知症の人は食べたことを忘れ、満腹感を感じにくくなっています。ある時期、異常な食欲を示す人もいますが、過食は一時的なものなので、否定せずに割り切って応対しましょう。

何言ってるの？！
さっき食べた
でしょ
夕飯
まだなの？
お腹がすいているのに
食べさせてくれない！

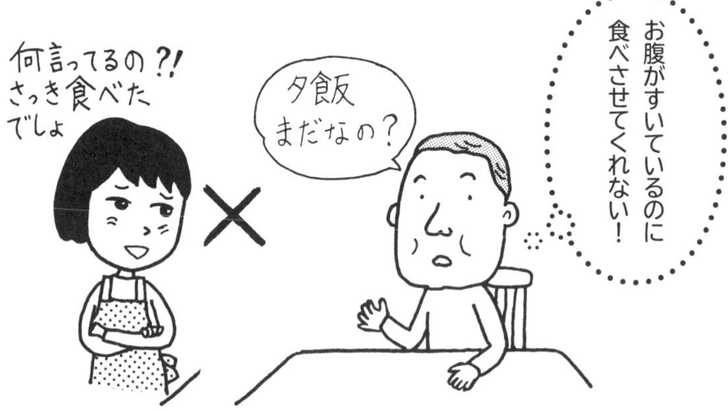

✕してはいけない

- 「さっき食べたでしょう」と説明しても、本人は記憶にないので納得しない。
- 聞き流して無視すると、疎外感(そがいかん)と「食べさせてくれない」という不満が残ってしまう。

はい、どーぞ

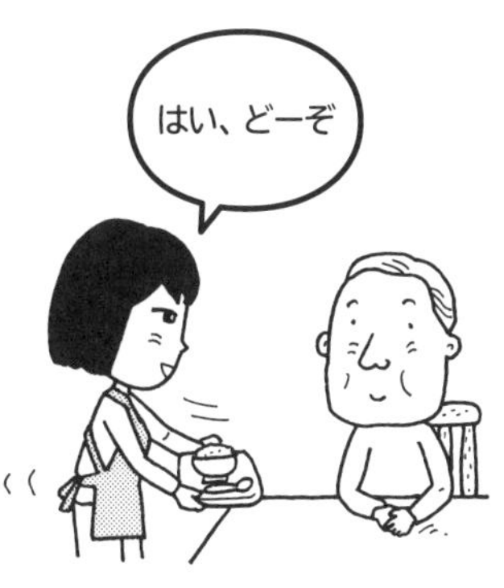

カロリーを抑えたものを少量
ずつ催促のたびに出す

ごめんなさい
いま用意
します。

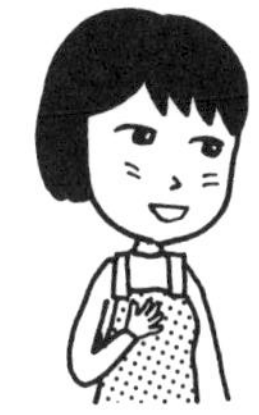

否定・説明・説得をせずに
受け入れて対処する

○

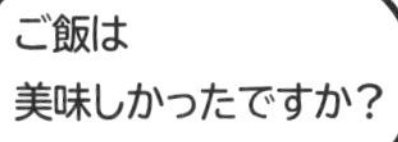

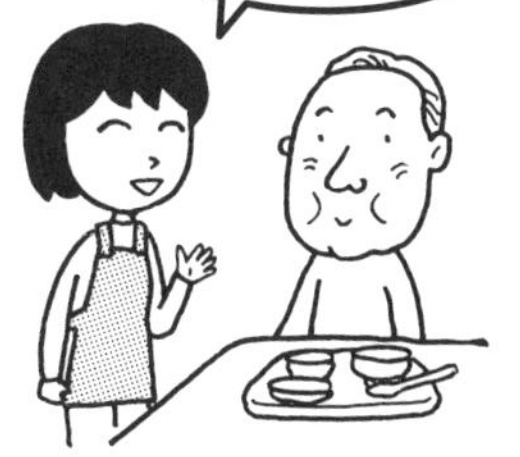

食事を済ませたことを言葉で
念押しする

ありがとう、
手伝ってくれて
助かります

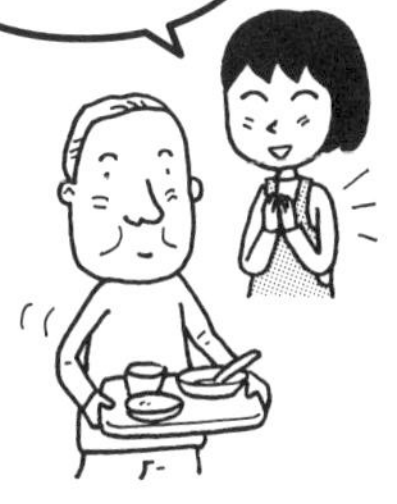

食事の準備を手伝うことで
記憶に留めてもらう

○ 対処の仕方

- ●欲しがるたびに**小出しにする**（多少の食べすぎは気にしない）。
- ●食べた後の**食器をしばらくそのまま置いておく**。
- ●**味見や配膳の手伝い**を頼み、**食事を認識**してもらう。
- ●テレビ番組など**食べ物以外に関心を向ける**。

41

食べ物でないものを口にしてしまう

Eating or putting foreign objects in their mouth

認知症の人は食べ物でないものを食べてしまうことがあります（異食）。味覚や臭覚が衰えているため、口に入れても食べ物でないと認識できないのです。命に係わる危険性もあるので、注意深く対処しましょう。

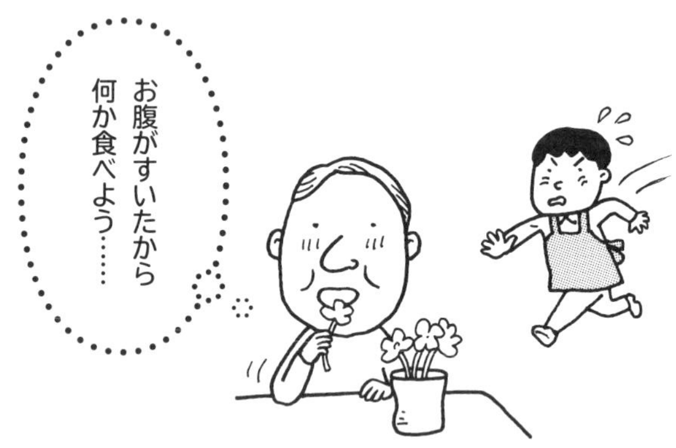

寂しいときに異食しやすい

食べるという行為は安心感をもたらすため、寂しさや不安、ストレスを抱え、空腹だと何でも口に入れてしまいがちです。

×してはいけない

- 「何を食べてるの！」ときつい口調で叱る。
- 「食事の時間まで我慢して」と諭す。
- 無理に取り上げようとする（慌てて飲み込んでしまいがち）。
- 口の中に手を入れて吐き出させる（指をかまれてしまう）。

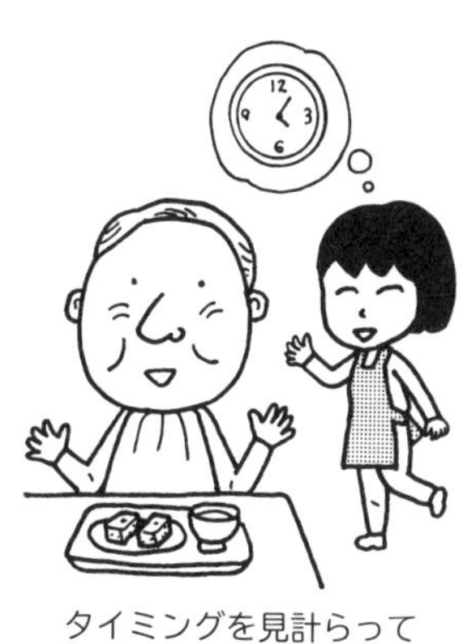

タイミングを見計らって
おやつや軽食を出す

無理に取り上げずに本物
の食べ物と交換する

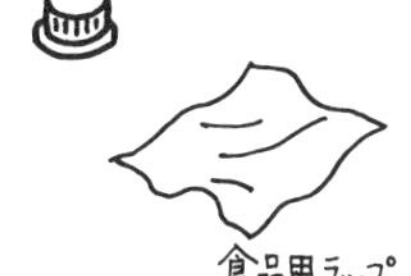

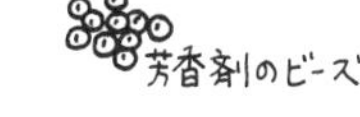

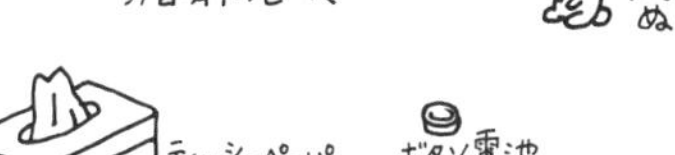

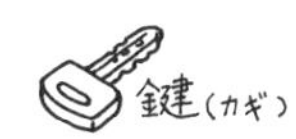

■異食しやすいもの

白いもの／丸いもの／カラフルなもの／一口サイズのもの／ティッシュ／薬のシート／ペットボトルのキャップ／鍵／イラスト入りのパッケージ／食品用ラップ／醤油やワサビなどの小袋／芳香剤のビーズ／ボタン電池／小さなぬいぐるみ／ボタン／消しゴム／観葉植物／ペットのエサ……など

○ 対処の仕方

- 食べようとした**時間を記録**し、そのタイミングでおやつを出す。
- 食卓に食べ物と**見間違えやすいものや危険なものを置かない**。
- すべて片づけて殺風景にせず、**花などは手が届かない位置に**飾る。
- お菓子や果物など**食べ物の置き場所を決めて認識**してもらう。
- 異食したら**口から出すように働きかけ**→本当の食べ物と交換。

42

「お金を盗られた」と言い出す

Saying their money was stolen

金品などを盗まれたと思い込む「物盗られ妄想（もうそう）」は、アルツハイマー型認知症の典型的な症状で、本人の記憶障害によって起こります。訴えを否定せずに本人の話に合わせることが対応の基本です。

確かにしまっておいたのに……
誰かが盗ったにちがいない
困りましたね
一緒に探して
みましょう

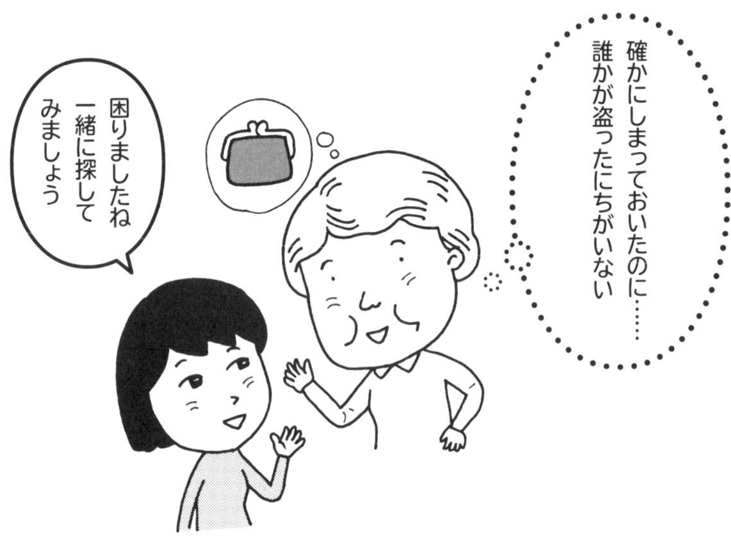

保管場所を忘れてしまうのが原因

高齢の人はお金に対する不安があり、大切な財布や通帳はしっかりしまっておこうとします。しかし、本人はしまった場所を忘れ、忘れたという自覚もないため「見当たらない！」「盗まれた！」と思うのです。

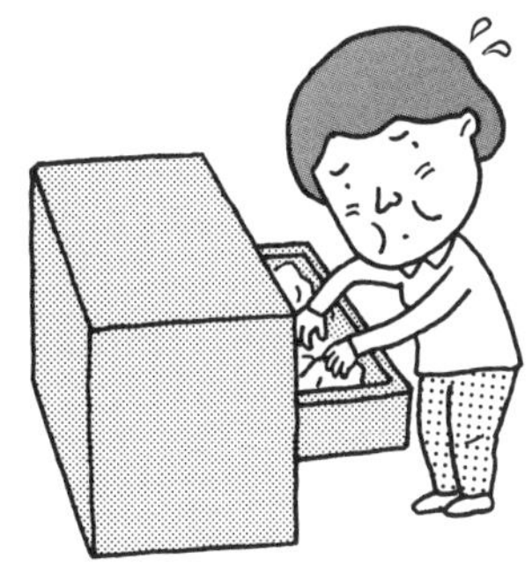

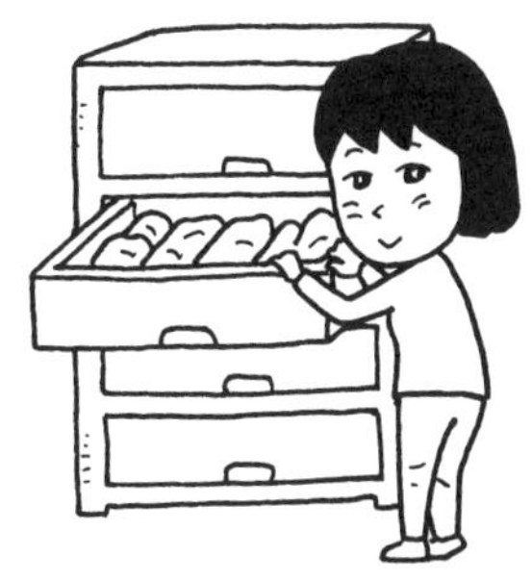

大切な物をしまっておきそうな
引き出しや戸棚をあらかじめ
チェックして見当をつけておく

×してはいけない

- 「誰も盗っていない」と事実誤認を指摘する。
- 「あなたが盗った」と言われても怒らない（身近にいる人が疑われやすい）。

○対処の仕方

- **一緒に探す**（訴えをよく聞き、同調して一緒に探す）。
- **関心を他に向かわせる**「お茶を飲んでから探しましょう」。
- **自分で発見できるように誘導する。**先に見つけた場合は、本人が見つけやすい場所に置き直し、自分で発見できるよう見守る。「自分で見つけられた」という安心感を引き出すのが大切。**見つかったら**「よかったね」と**一緒に喜ぶ。**

―予防策―

- お小遣いを定期的に渡して金銭的不安を解消。
- 小物をしまう専用ケースを用意（身のまわりの品も盗まれたと思いがち。入れ歯や補聴器などはティッシュにくるんでおきそのまま捨ててしまう場合もある）。

43

デイサービスに行きたがらない

Refusing to go to day care service

一人で馴染(なじ)みのない場所に行くのは誰でも不安や緊張を感じるものです。「行きたくない」という本人の気持ち・理由を受け止め、施設のスタッフと解決策を見出しましょう。

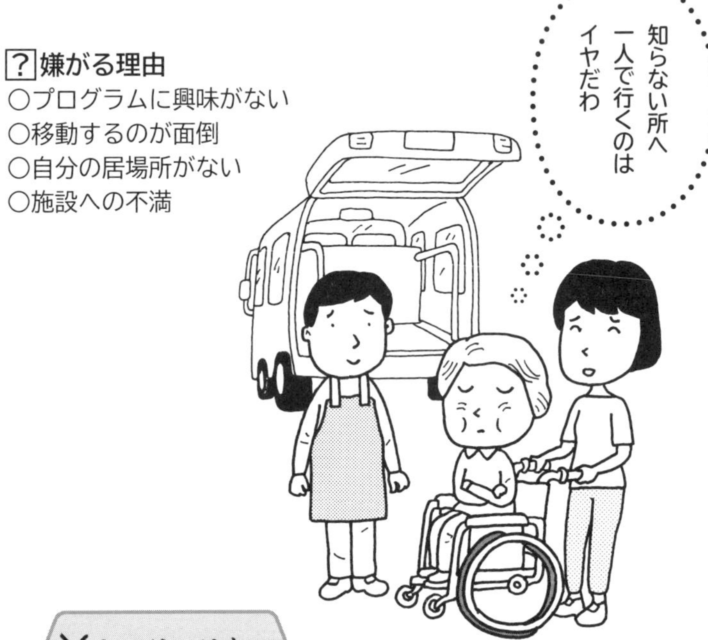

? 嫌がる理由

○プログラムに興味がない
○移動するのが面倒
○自分の居場所がない
○施設への不満

×してはいけない

●嫌がっているのに無理やり連れ出す。

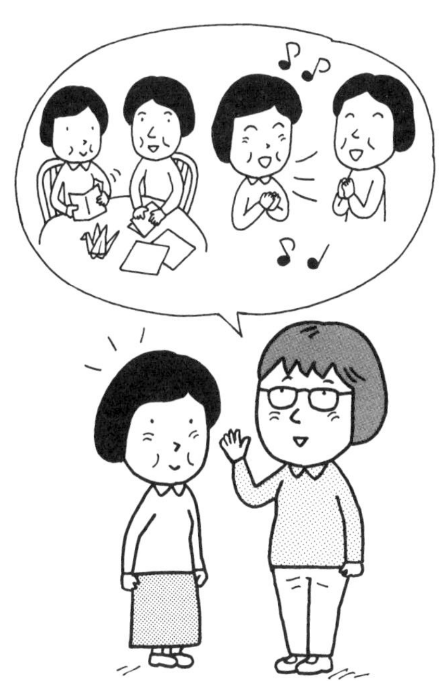

ゲームや歌、季節の行事など、関心をひきそうな施設のサービス内容を話して、前向きな気持ちにさせる

◯ 対処の仕方

- 施設のサービスを把握し、**本人が楽しめるプログラムを探す。**
- **親しい人が通っている施設**にする。利用者に知り合いがいると馴染みやすい。
- 最初のうちは**家族が付き添い、半日利用から始める。**その後時間を長くしていく。
- 「デイサービスに行ってくれると助かります」と**率直に感謝の言葉を伝える。**
- 「○○さんがお母さんに会いたいと待ってます」と**誘導。**
- 「お風呂に入ってさっぱりしてきたら」と**入浴目的**に絞る。
- どうしても馴染めないようなら、**他の施設を検討**する。

44
家にいるのに「家に帰る」と言い出す

While at home, they utter “I want to go home”

認知症の人は記憶障害や見当識（けんとうしき）障害で自分がいる場所を認識できずに「居心地が悪い」「不安だ」と感じると、生まれ育った家や以前住んでいた家など記憶の中でいちばん落ち着ける場所に戻ろうとします。

ワタシはもう
帰るよ
おうちは
どこでしたっけ？
駅前通りの
白壁の家よ

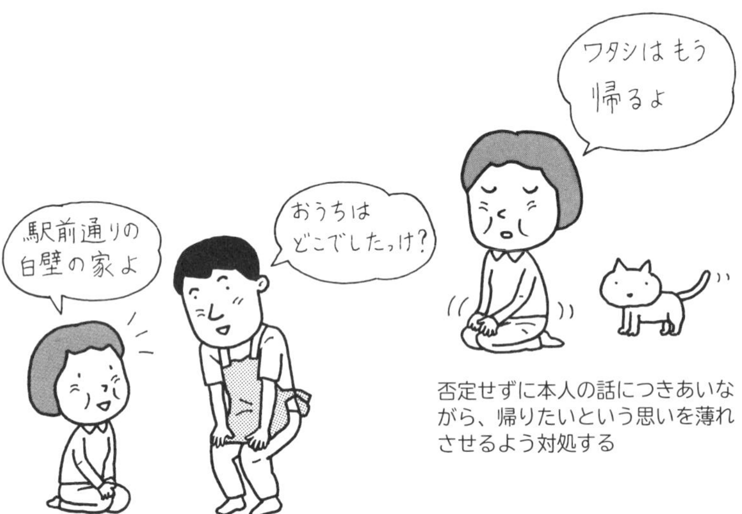

否定せずに本人の話につきあいながら、帰りたいという思いを薄れさせるよう対処する

「夕暮れ症候群」

記憶は現在から逆行して薄れていき、今住んでいる家は見知らぬ家になってしまいます。帰宅願望は１日のうち夕方に起こりやすいのが特徴で「夕暮れ症候群」とも呼ばれます。

✕してはいけない

- 叱ったり説得するのは無意味、不安をあおるだけ。
- 嘘をついてごまかさない。

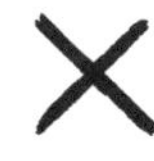
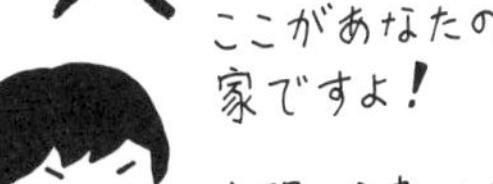

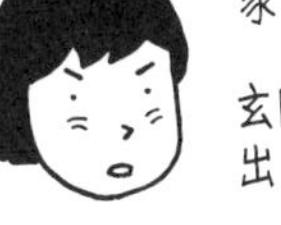
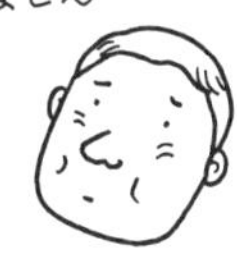

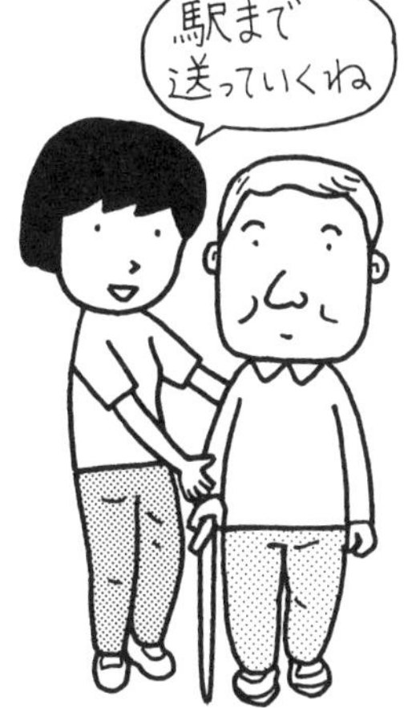

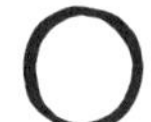

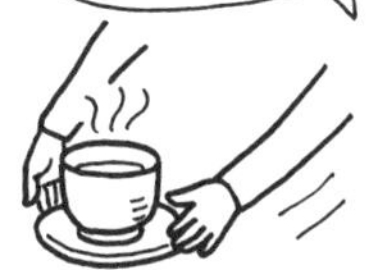

○対処の仕方

- 帰りたいと訴える**本人の感情にふたをせずに向き合う。**
- 「とりあえずお茶でも飲んでからにしましょう」→**ほかの話題を持ちかけ帰宅願望をそらす。**
- 「今夜はもう遅いですから、泊まっていってください」→**引き止めると気持ちが落ち着くことがある。**
- 「駅まで送ります」→**しばらく一緒に家の周囲を歩く**うちに帰ることを忘れる。

45

突然怒り出す暴力をふるう

Sudden burst of anger and violent act

認知症の人は感情をコントロールできずに怒り出したり、大声でわめいたり、暴れたりするなどの問題行動を起こすことがあります。そうした背景には引き金となる要因があるはずです。

ワシの気持ちをわかってくれない！
ごめんなさいね

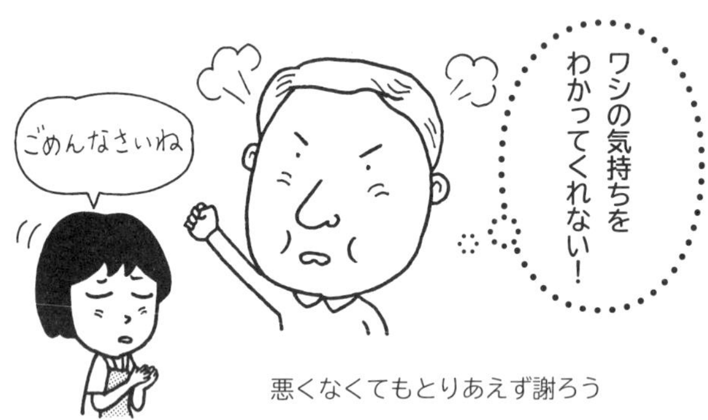

悪くなくてもとりあえず謝ろう

? 考えられる要因

○自分への情けなさや不安、孤独感など　○プライドを傷つけられた（叱責や指示、強制、こども扱い）　○介護する人の焦りやイラ立ち・何気ないひとこと　○無言の介護や不適切な介助　○睡眠不足や空腹、痛み、便秘などの体の不調

怒りや興奮の根本的な要因は何か？

怒りや興奮の背景には、不安や焦り、孤独感などからのストレス、家族の関わり方など、さまざまな要因があります。その原因を取り除く対応ができれば、興奮や暴力といった行動は減っていきます。

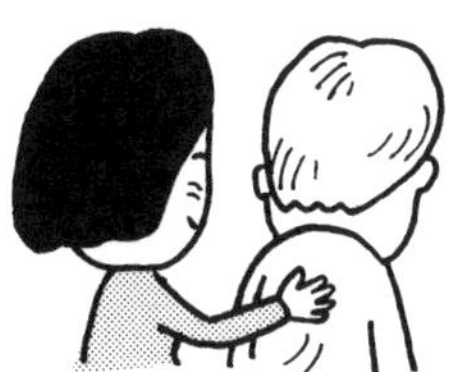

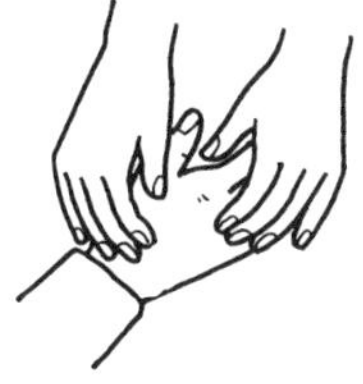

背中をやさしくさすったり手を握るなどのスキンシップを行う（手を握る行為には不思議な力がある）

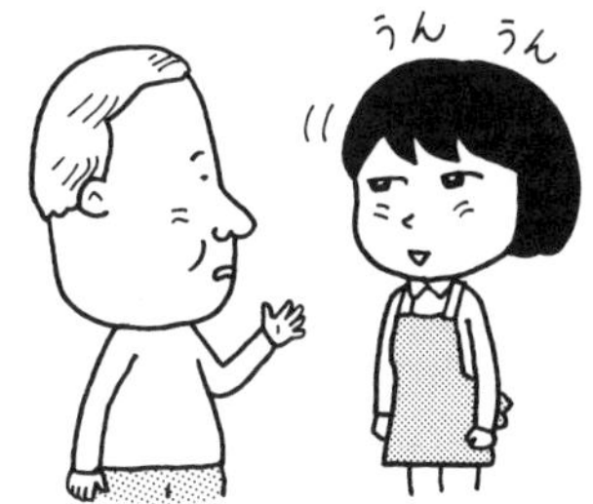

落ち着いてきたら話を「傾聴」する

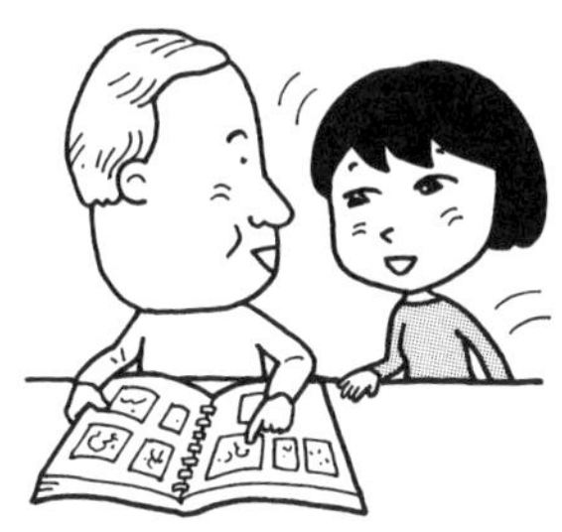

一緒の時間を共有する

×してはいけない

- 「やめましょう」「落ち着いて」などの普通の声がけは興奮状態では耳に届かない。
- 介護する側まで険悪な表情をしてしまう。

○対処の仕方

- 自分が悪くなくても、**まずは「ごめんなさい」**と謝る。
- 興奮がひどければ**その場を離れ、時間をおいて鎮まるまで待つ。**
- **こういうときこそ笑顔**を（本人も笑顔になり怒りがおさまる）。
- 手を握ったり肩を抱いたり、**ボディタッチ**をする。
- デイサービスを利用し体操やレクリエーションなどで**体を動かす。**
- **静かな環境を整えて**気持ちを落ち着かせる。
- **一緒にいる時間を増やす**（そばにいて見守るだけでもいい）。

46

「浮気している」と騒ぎ出したら

[Assuming partner infidelity] making noise about it

妄想には、夫や妻が浮気をしていると信じ込む「嫉妬妄想（しっともうそう）」もあります。大切な人とのつながりを失う恐怖や孤独感、居場所や役割を失うといった喪失感（そうしつかん）が引き金になることがあるので、冷静に対応しましょう。

私は見捨てられる。
帰ってこないのは、
女の人と
会っているから
あの女（ひと）と
いつも会ってる
でしょ！
違うよ！

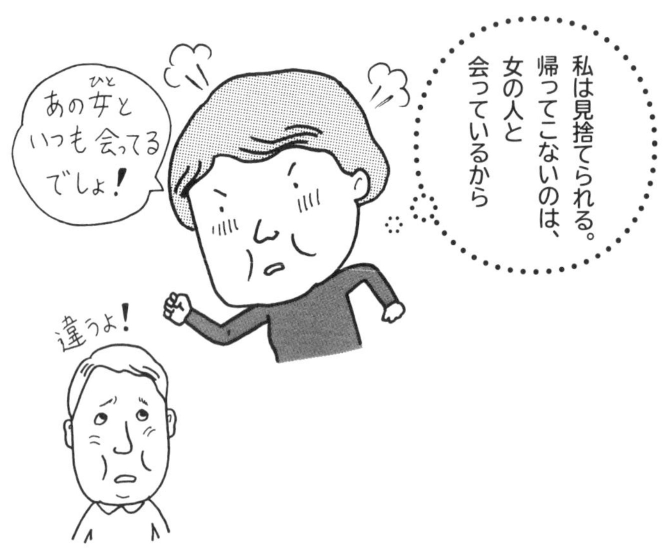

根底にあるのは相手への深い愛情

パートナーが外出先や帰宅時間を伝えてもそれを記憶できず、誰かと会っていると思い込みます。また、異性と少し話をしただけで浮気と疑います。嫉妬妄想を持ってしまうのは、愛情があるからこそ。

✕してはいけない

●「浮気なんかしてないよ！」という否定は弁解とみなされ、猜疑心をあおるだけ。

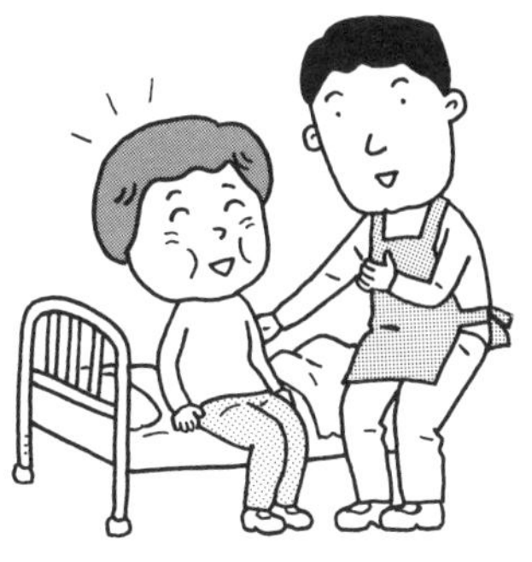

介護などにかかわるスタッフは異性にしてもらう

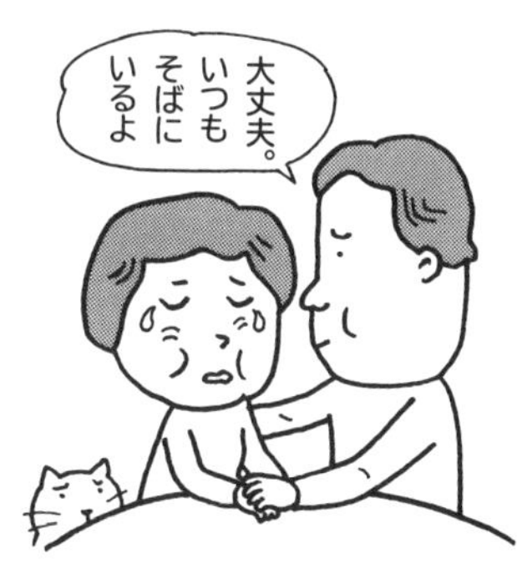

手を握りながら静かにゆっくり話しかけて安心させる

○対処の仕方

●寄り添って安心させる。**手を握るなどスキンシップ**も有効。
●自分を介護してくれるヘルパーや施設の職員などをパートナーの浮気相手として疑うなら、**異性のスタッフ**に交代してもらう。
●**ほめる、感謝を示す。**
●一人にしないで**一緒にいる時間を増やす**―やさしくていねいにかかわることが解決法となる。
●本人が主体的に行う趣味や社交の場を作り、**役割を持たせる。**

47

存在しないものが見えると言う

Hallucination（seeing things that are not there）

幻視や幻覚はレビー小体型認知症においてよくみられる症状で、認知症初期から中期にかけて出現します。本人は「見えた」「そこに存在する」と信じ込んでいるので、それを頭ごなしに否定してはいけません。

誰か覗いてるぞ！
ワシの言うことを信じてくれた。まずは安心だ
どこかに行っちゃったようだよ

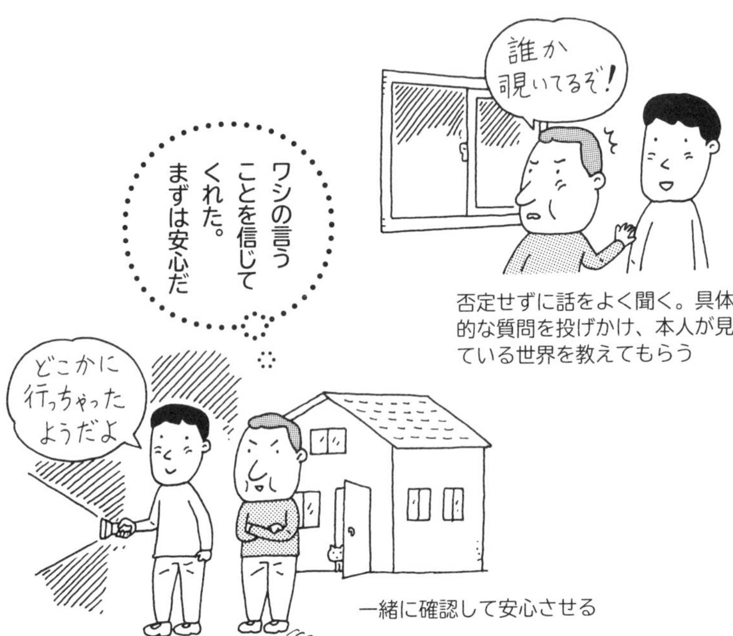

否定せずに話をよく聞く。具体的な質問を投げかけ、本人が見ている世界を教えてもらう

一緒に確認して安心させる

主張を受け入れて話を合わせる

訴えが多いのは「家に誰かいる」「虫がいる」など。どんなに現実離れしていようと、話を合わせて本人の世界に入ることがポイントです。

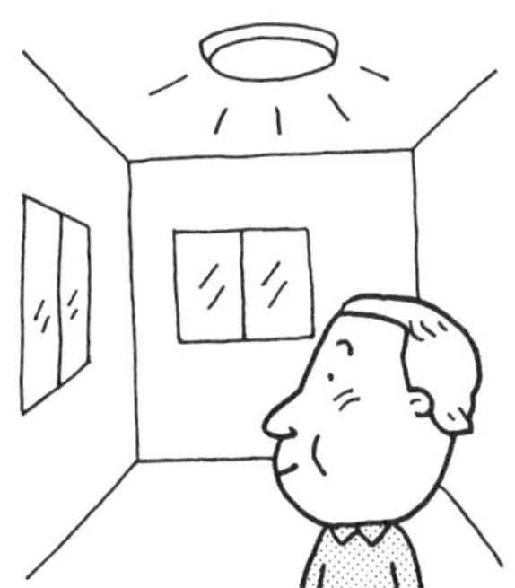

対策として部屋の中を明るくし見通しをよくする

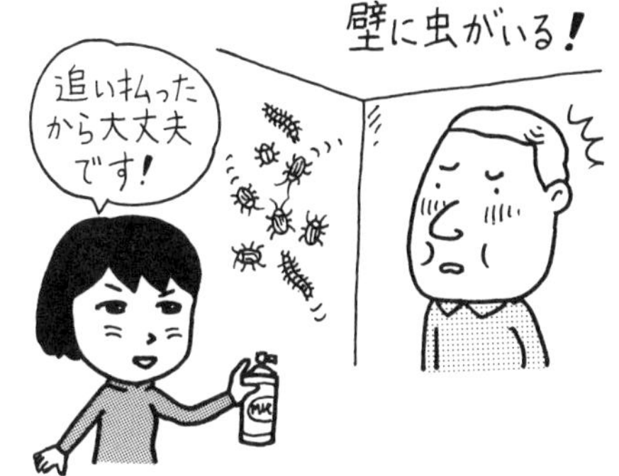

「それは大変」と同調して取り除く仕草を示す

✕してはいけない

- 「何もないよ」「誰もいないよ」と否定する。
- 無視して話の相手をしない。

○対処の仕方

- **話をよく聞く。**本人も話している間に少しずつ気持ちが落ち着く。
- 「それは怖いですね」と**同調する。**
- **一緒に確認して不安を取り除く。**（「虫がいる」という場合は追い払う振りを、「黒いシミ」なら何もなくても拭(ふ)く動作を）
- 「家に誰かいる」と訴えてきたら「自分の知人だから大丈夫」と**安心させる。**
- **錯覚(さっかく)しやすいもの**（絵画やハンガーの洗濯物など）は**置かない。**

48
声をかけても返事をしない

Withdrawal or lack of response on your call

自信のなさや絶望感、孤独感などで「○○したい」という意欲が低下し、家に閉じこもってぼ～っとしている時間が多くなります。こちらの問いかけにも無反応なときは、見放さずに積極的に話しかけましょう。

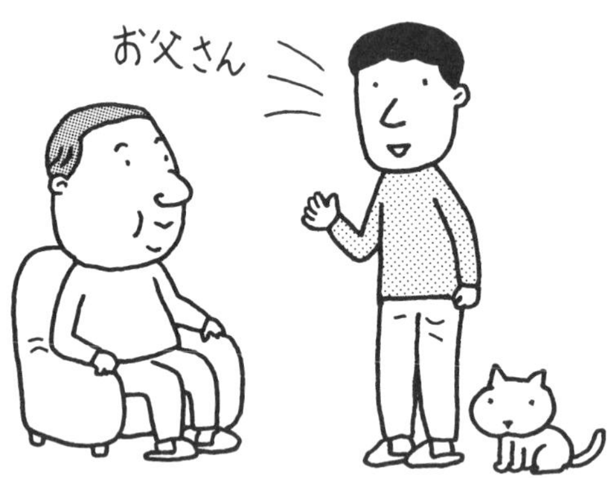

ポジティブな声がけが大切

たとえ反応が返ってこなくても、顔を見ていつも明るく声をかけるように努めましょう。本人が楽しい、気持ちいい、面白いと思うことには、自然とうなずいたり笑ったりするものです。

✕してはいけない

- 反応がないから、あきらめて無言で接する。
- 目を合わさずに介護してしまう。

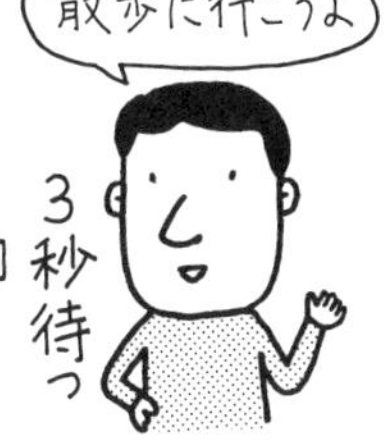

散歩に行こうよ
3秒待っ

ゆっくり話しかける

散歩に行こうよ
3秒待っ

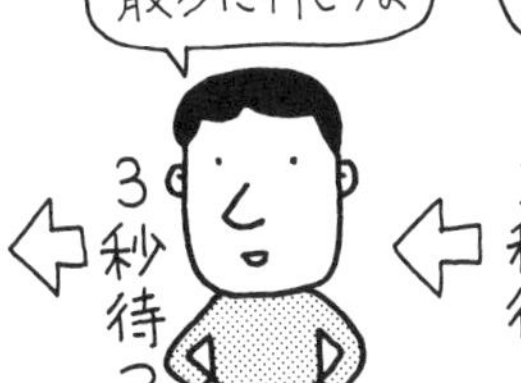

繰り返し声をかけてみて反応を待つ

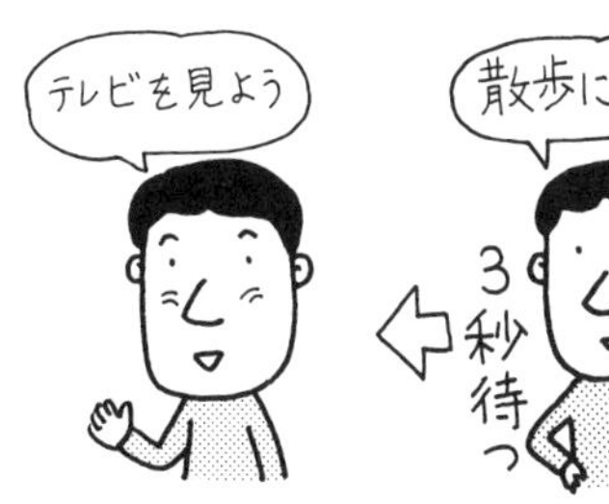

テレビを見よう

反応がなければ、話題を変える

宇良は好き?
宇良は勝った?

答えられる質問を一つずつする

お父さんの好きなおすもうをやってるよ

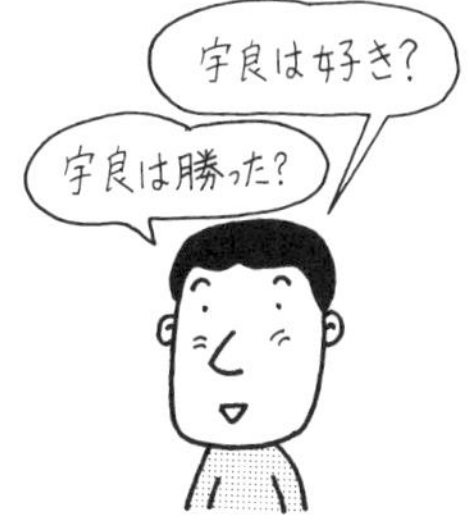

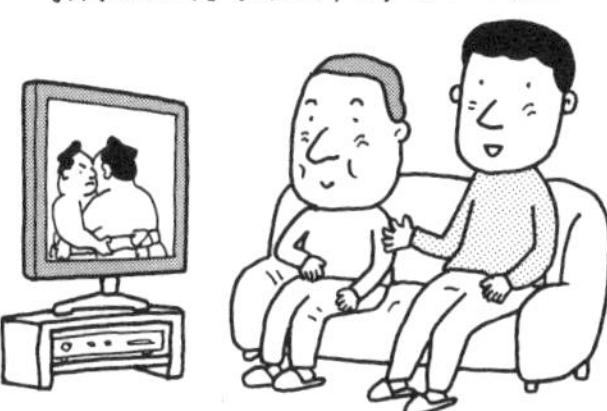

興味のあることに誘ってみる

○ 対処の仕方

- 本人が**興味を持ちそうなことを積極的に話題に**する。
- ゆっくり話しかけて反応を待つが、**返事は強制しない。**
- 手を握るなどの**スキンシップを行いながら声がけ**することで、心を開くことも。
- ケアする自分の行為を実況する**オートフィードバック**（27 ページ参照）を。
- **オープンクエスチョン**も有効（26 ページ参照）。
- できるだけ**規則正しい生活**を送り、外出などで**気分転換**を図る。

49

いつも同じものを買ってくる

Buying same things repeatedly

同じものを買ってしまうのは、認知症初期の頃に現れる症状の一つ。記憶力の低下から前に買ったことや冷蔵庫に何があるのかを忘れてしまうのが原因で、注意してもまた同じ行動をしてしまいます。

また同じもの
ばかり買って！
トマトは冷蔵庫に
いっぱいある
だろうが！

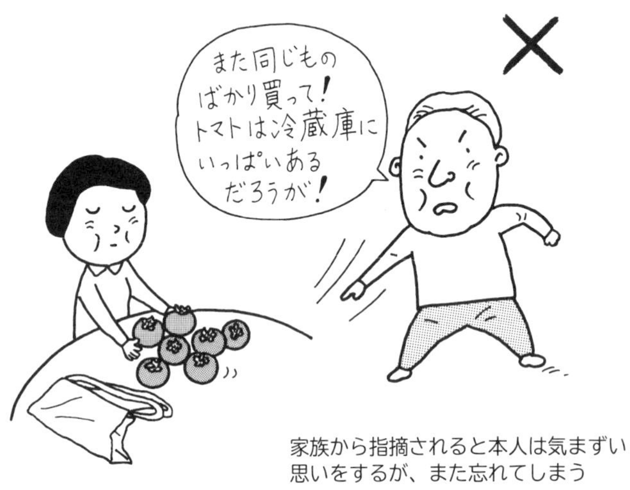

家族から指摘されると本人は気まずい思いをするが、また忘れてしまう

×してはいけない

- 「もう買ってきてはダメ！」と叱る。
- 買い物に行かせない。

今日は肉が食べたいな。ちょっと一緒に選んでよ
冷蔵庫に何があるかスマホに撮っていこう
○

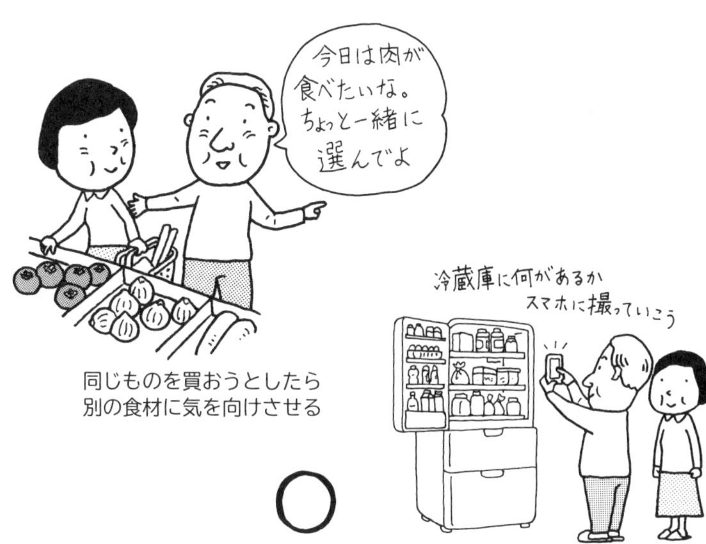

同じものを買おうとしたら
別の食材に気を向けさせる

冷蔵庫にある食品をスマホに
撮ってから出かける

買い物には一緒に出かけて見守る

買い物に付き添って無駄なものを買わないように見守りましょう。賞味期限が切れたものや腐りかけたものの処分は、本人に気づかれないようにそっと行います。

○ 対処の仕方

- 冷蔵庫にある**食品をチェック**して**買い物リスト**をつくる。
- **別のものをリクエストする**（同じ物を買わないようにさりげなく誘導）。
- 財布の**お金は最小限**にする。

50

勝手に出かけてしまい 徘徊を繰り返す

Going out unexpectedly, wandering repeatedly

徘徊(はいかい)には「会社に行く」「昔住んでいた家に帰る」「子どもを迎えに行く」など、その人なりの目的があります。けれど家を出てから目的を忘れ、自分のいる場所や時間がわからなくなってしまうのです。

山田さんの
おじいちゃん
どこに行くのですか

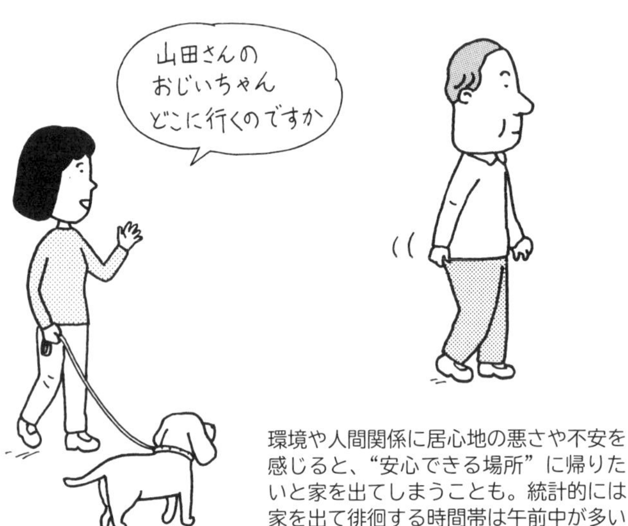

環境や人間関係に居心地の悪さや不安を感じると、“安心できる場所”に帰りたいと家を出てしまうことも。統計的には家を出て徘徊する時間帯は午前中が多い

歩んできた人生や生活習慣に徘徊の理由がある

認知症の人は昔に戻り、男性は仕事に行こうとし、女性は子育て時代に還ることが多いようです。共通して言えることは自分が生き生きとしていた時代への回帰。一緒にその時代に戻って話を進めましょう。

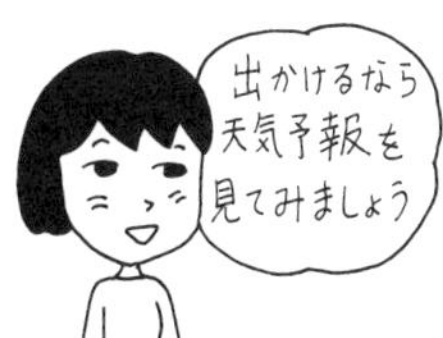

出かけるなら
天気予報を
見てみましょう
意識をそらすような
声がけをする

山田○X
山田○X
衣服や靴などに名
前を書いておく

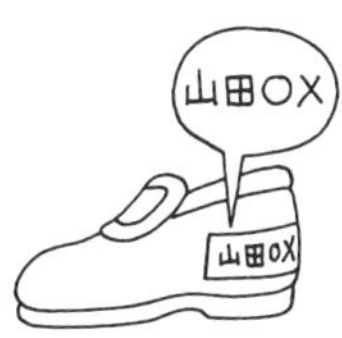

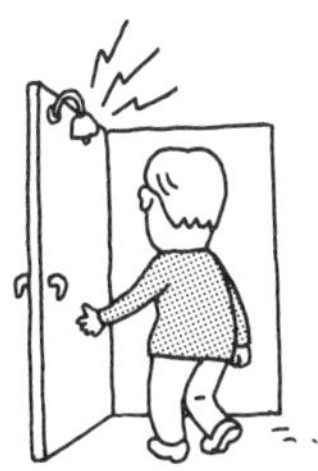

玄関にドアベルか
センサーを付ける

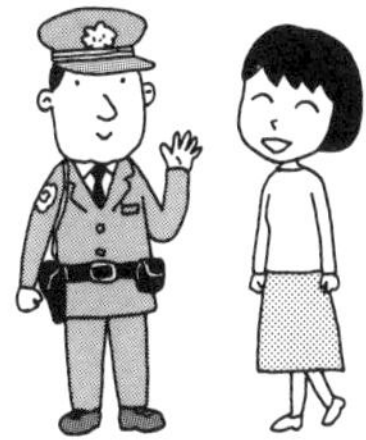

あらかじめ交番に
協力を頼んでおく

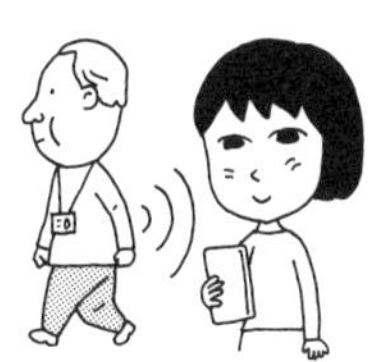

捜索に役立つ GPS
端末を持たせる

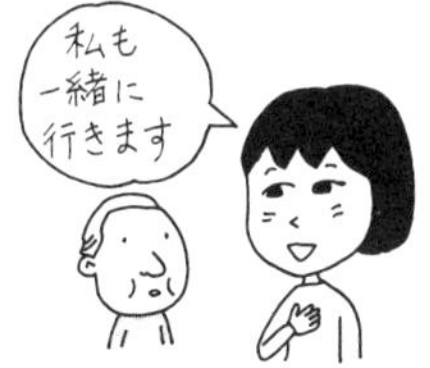

私も
一緒に
行きます
出かけるときには
付き添う

✕してはいけない

- 叱って無理に連れ戻す。
- 家から出さない（欲求不満となって別の行動が誘発される）。

○対処の仕方

- **一緒に歩き**、本人が歩き疲れた頃に**「帰りましょうか」と声がけ。**
- **他のことに関心を向けさせ**、外出を思い留まらせる。
- ドアに出て行ったことを知らせる装置を付ける。
- **衣服には氏名を明記**し、**夜間事故防止のため反射材**を付けておく。
- 警察に**顔写真**などを届けておき、**近所の人**にも**協力**を仰ぐ。
- 徘徊する人を捜索する**市区町村のシステムを活用**する。

行方不明者になる認知症の人は 1 年間で延べ 1 万 7000 人（警察庁調べ、2019 年）。厚生労働省によると、全国市町村の 4 割（701 自治体）が認知症の人に GPS 端末の貸し出しを実施している。

51

病気ではないのに いつも「具合が悪い」と言う

Verbalizing sickness even it is untrue

具合が悪いと言うので病院に連れていっても、原因が見当たらないことがあります。常に不調を訴えるのは、「自分のつらさを家族にわかってほしい」「そばにいてほしい」という思いからです。

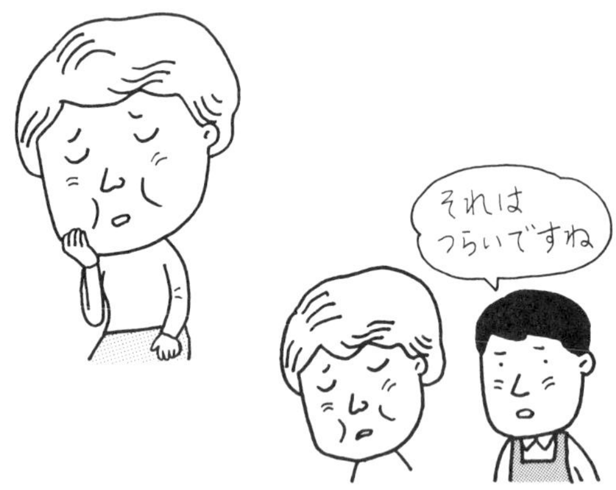

やさしく同調の言葉をかける

体調の良し悪しを見る

両手を差し出して手を握ってみてください。握り返す力の入れ方で体調や気力がある程度はわかります。常日頃から体調管理を心がけ、「老人性うつ」の疑いがある場合は、かかりつけ医に相談を。

☑チェックリスト

□起床時間が遅い　□顔色や表情が違う　□朝食をあまり食べない
□落ち着きがない　□歩行がおぼつかない　□寝ている時間が長い

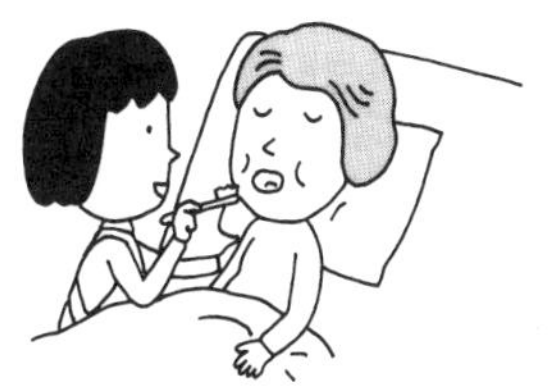

起床時は洗面・歯みがきでスッキリ

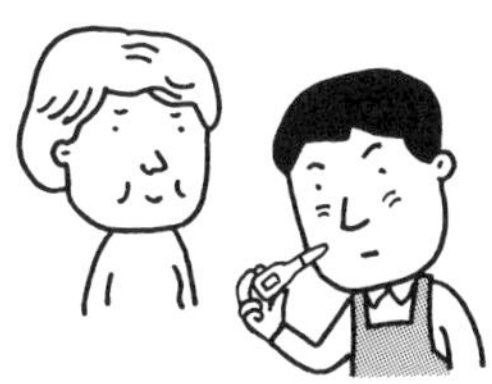

体温を測って気づかいを示す

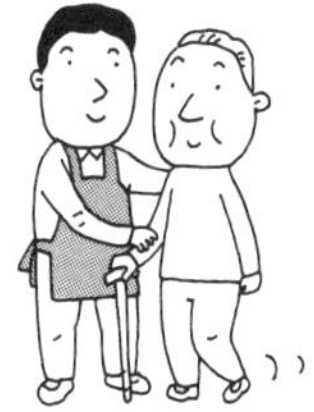

散歩などで気分転換をはかる

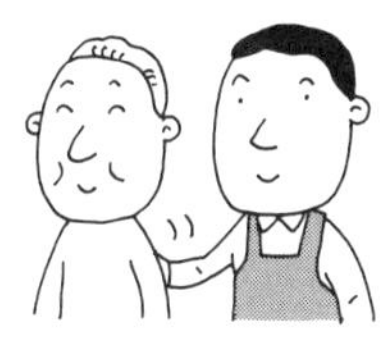

背中をさするなどのスキンシップ

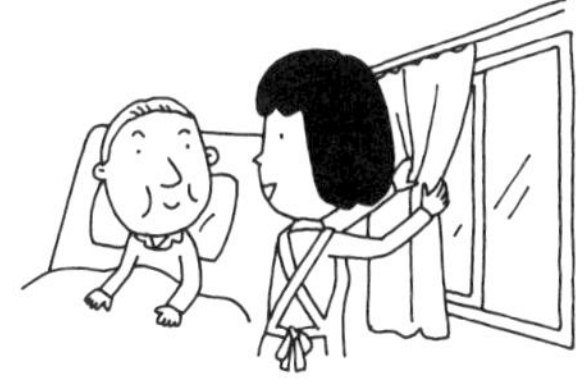

朝の陽を浴びて深呼吸してもらう

✕してはいけない

- 「またいつものセリフ」と無視してしまう。
- 「どうしたの？」漠然とした質問には答えようがない。

◯対処の仕方

- 普段からの**やさしい声がけ**。
- 体調が悪いという訴えを**傾聴し**、**同調**する。
- **生活のリズムを整える**（34ページ参照）。
- 調子が**悪いという所に手をあてたり**、**温めたりする**ことで落ち着くこともある。
- **心地よさを感じてもらう**（好きな**食べ物**や**趣味**など）。

52 お漏(も)らしをするようになった

Bed wetting

認知症が進むと排泄の障害が起こるようになります。失敗を叱ったり不快感を現わさずに、おだやかに対応しましょう。トイレへの誘導や後始末を楽にする工夫を施せば、介護の負担を減らせます。

トイレ
お父さん
そろそろトイレに
行きましょうか

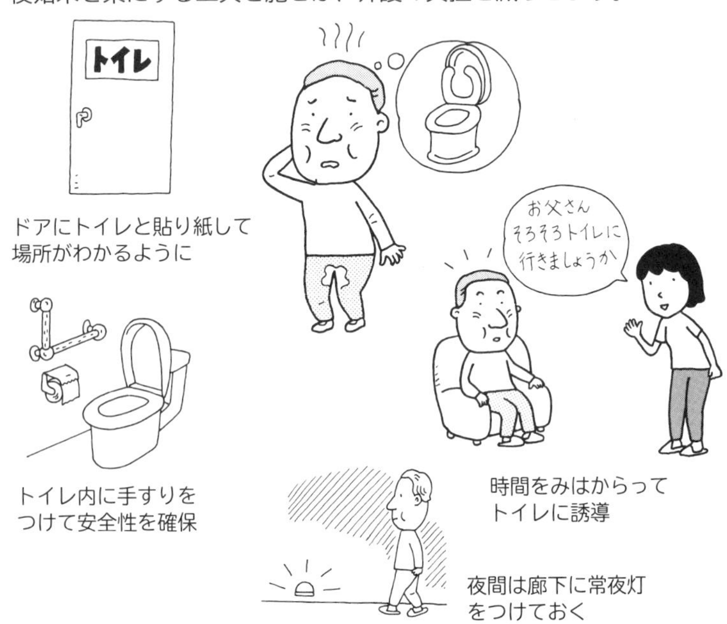

ドアにトイレと貼り紙して場所がわかるように

トイレ内に手すりをつけて安全性を確保

時間をみはからってトイレに誘導

夜間は廊下に常夜灯をつけておく

失禁する要因を探って対策を打つ

排泄(はいせつ)失敗の要因は尿意や便意を認識できなくなる他にも、見当識障害でトイレの場所がわからない、服の脱ぎ方がわからない、運動機能の低下でトイレに間に合わないなどの要因が考えられます。

☑チェックリスト

□排泄のパターン（回数、量）　□歩行は安定しているか　□トイレの場所がわかるか　□衣服を着脱できるか　□尿意・便意のサインはあるか　□トイレに行きたいと訴えられるか　□薬（睡眠薬、利尿剤など）の影響はあるか　□下痢や便秘はあるか

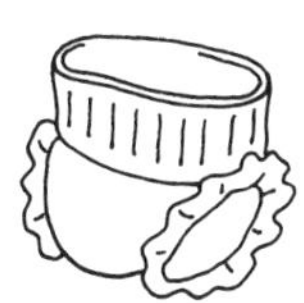

オムツは極力使わずトイレにサポート

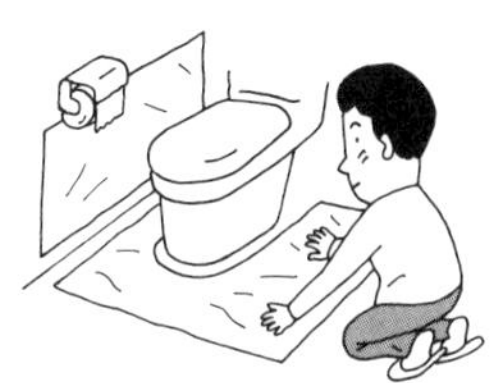

トイレの壁や床にビニールシートを敷く

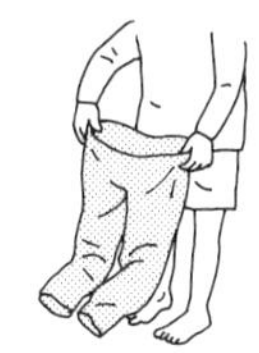

本人が脱ぎやすい衣服にしておく

✕してはいけない

- 介護する家族の都合でトイレに誘う。
- 「また！」という叱責は、自尊心を傷つける→失敗を繰り返す→弄便（ろうべん）（便をいじる行為）につながってしまう。
- 強制的なオムツの着用（介護者の負担は軽減するが、本人の排尿感覚をマヒさせて自立心を奪ってしまう）。

○対処の仕方

- そわそわする、おならをするなど、**本人の排泄サインを見つける。**
- **排泄の周期を把握**して、おだやかに**トイレに誘導**する。
- トイレの方向を示す**矢印**を廊下などに付け、ドアには「トイレ」と大きく**貼り紙**をする。
- 移動が困難な場合は**ポータブルトイレ**を活用。

53

お風呂に入りたがらない

Refusing to take a bath

認知症の人が入浴を嫌がるのはよくあることです。体を清潔に保つ意識の低下、面倒くさい、裸になるのが嫌、脱衣場所が寒いなど、入浴拒否の理由はさまざま。抵抗感を少しでも緩和（かんわ）させましょう。

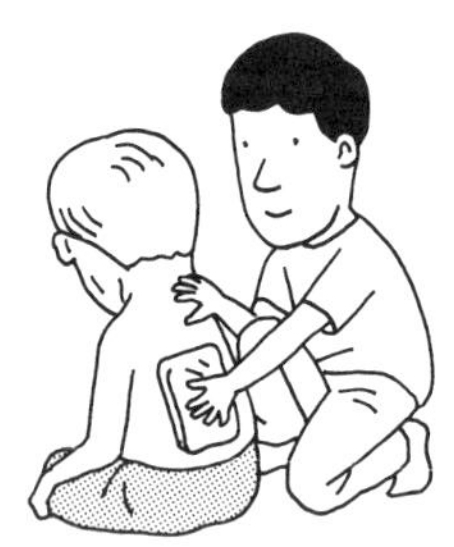

蒸しタオルで体を
拭くだけでもよし

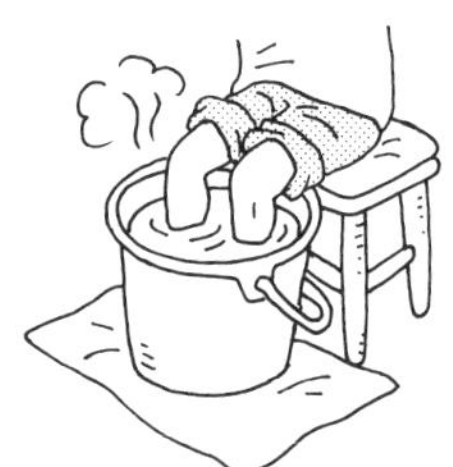

どうしても嫌なら、
とりあえず足湯から

どうすれば受け入れやすいかを考える

入浴の代わりにタオルで体を拭いたり、足湯をしてもらうなど導入の仕方を考え、気持ちよさを認識してもらうのがポイント。

✕してはいけない

- 無理強いすると、意固地になってますます拒絶する。
- 「汚い」「不潔」という言葉を使うと、かえって反発を招く。

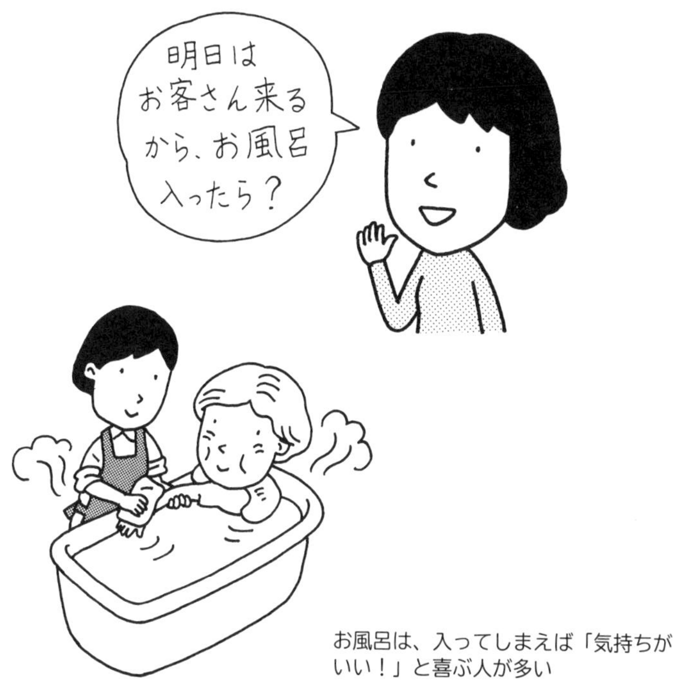

お風呂は、入ってしまえば「気持ちがいい！」と喜ぶ人が多い

◯ 対処の仕方

- 「今からお風呂に入りますよ」と**必ず一声をかける**ことが大切。
- **足湯**を試してもらい、機嫌がよければ「お風呂もわかしてあります」と誘う。
- 「**日帰り温泉**に行こう」と提案してみる。
- **寒暖差を感じさせない**（脱衣場や浴室内の床、イスを温めておく）。
- **入浴後**は「さっぱりしたね」「気持ちよかったね」と**好印象の言葉を伝えて**、次回の入浴につなげる。

54

卑猥(ひわい)なことを言い出した

Uttering indecent words

性的逸脱行為（卑猥な言動、体を触るなど）は認知症中期で現れることがあります。やさしく接してくれる女性を妻だと勘違いしての行為と言えます。基本は笑顔でさらりとかわすことです。

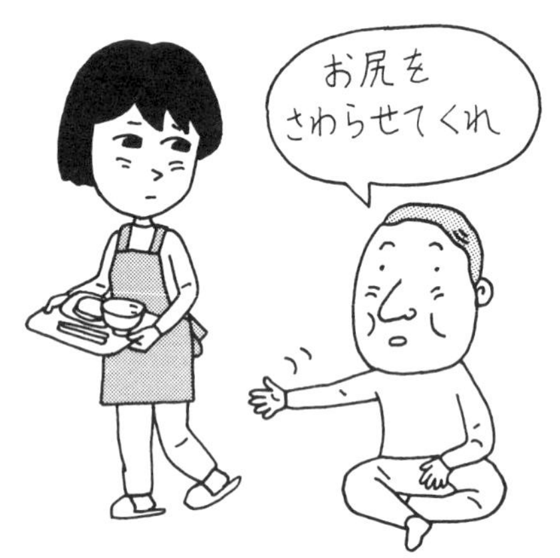

本人には悪いことを言っているという意識がない

背景にあるのは愛情の飢え

原因は、性欲よりも寂しさや不安、愛情の飢(う)えなどが考えられます。若い時代に帰り愛し愛される気持ちが強くなりますが、多くは半年もたてば治まります。日頃から愛情を持って接することが予防策です。

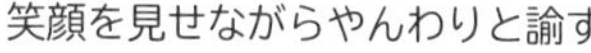
笑顔を見せながらやんわりと諭す

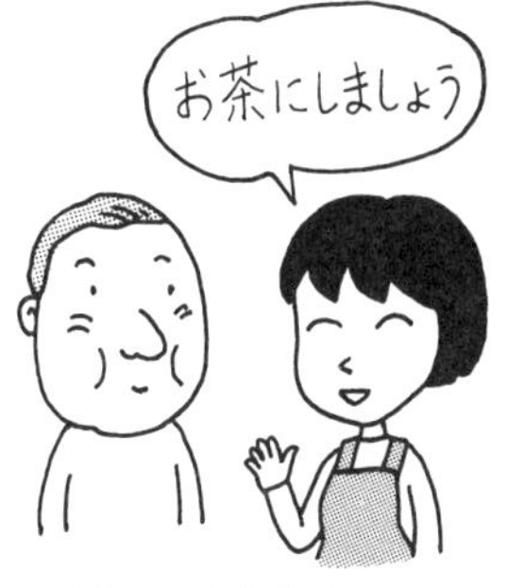

ほかのことに気をそらす

✕してはいけない

- 嫌悪感(けんおかん)をあらわにする。
- 強い口調で拒否すると、暴力的に反応することも。

○対処の仕方

- **冗談を交えながら母親のように**「よし、よし」となだめる。
- 手を握るなどの**軽いスキンシップ**で**心が落ち着く**ケースもある。
- 目にあまる行為には、**凜(りん)として注意する勇気も大切。**
- カラオケ、レクリエーション、散歩などで**発散**させる。

第2章 まとめ

からまった糸をほどくような気持ちで

認知症の人が粗暴なふるまいや異常な行動をとるときは、本人の頭の中が混乱していて、**糸がからまっているような状態**だと言えます。無理に制止しようとすると、からまった糸の一端を無理やり引っ張るようなもので、よけいぐちゃぐちゃになってしまいます。

問題行動の背景には、認知症や老化への不安、孤独感、尊厳が傷つけられているという悲しみ、周囲への不満など、**多彩な感情が隠れています**。問題行動はそのような困惑状態から**助けを求めるサイン**なのかもしれません。家族の人はつい腫(は)れものに触るようになりがちですが、冷静に対応しましょう。

からまった糸は丹念に**糸をたぐっていくうちにほぐれてくる**ものです。それと同じように認知症の人の問題行動も、なぜそんなことをするのか、**何か原因があるはず**だと考えて糸をたぐっていきましょう。理由がわかれば**本人の世界に合わせて対応**することです。

第3章

自宅でできる認知症改善法

Home base method in improving Dementia

認知症の進行をおだやかにする改善法を生活に取り入れてみましょう。

55 食べてくれない―拒食の場合

Skipping meals - Refusing to eat

口から食べることができるのは生きている証。家族にとっても食べてもらえるのはうれしいことです。食べられる配慮と工夫で食べるちからを回復へ。

母さんの好きな
魚の煮つけだよ

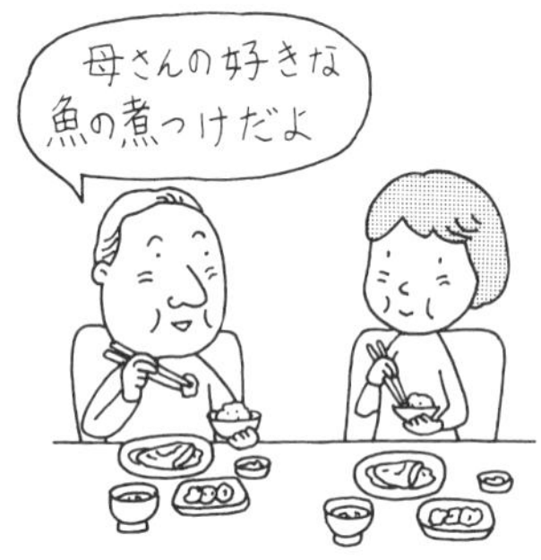

目の前で自分が食べる見本を見せてあげる

ちょっと味見
してくれないか？

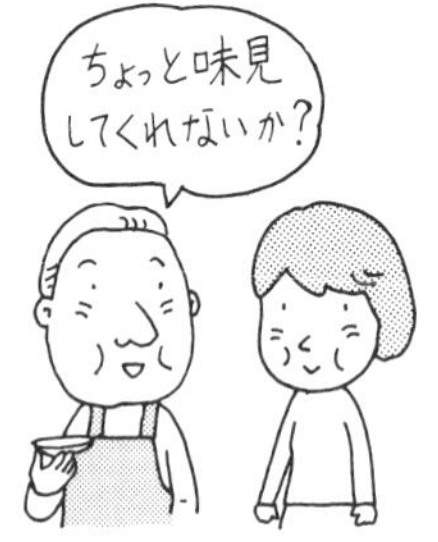

味見をしてもらい食べるきっかけにする

食事拒否の原因

1　食べ物を認識できない
2　体調不良・うつ状態
3　噛めない・飲み込めない
4　口の中の異常
5　薬の副作用

改善策

○「食事ですよ」と声がけし、献立について話す
○最初の一口を好きなものから食べるようにすすめる
○皿数を減らす。ご飯の上におかずをのせて丼にする
○食事の内容や回数を工夫する
○噛み合わせや入れ歯の状態をチェック
○食べ終わったら「おいしかったね」と印象づける

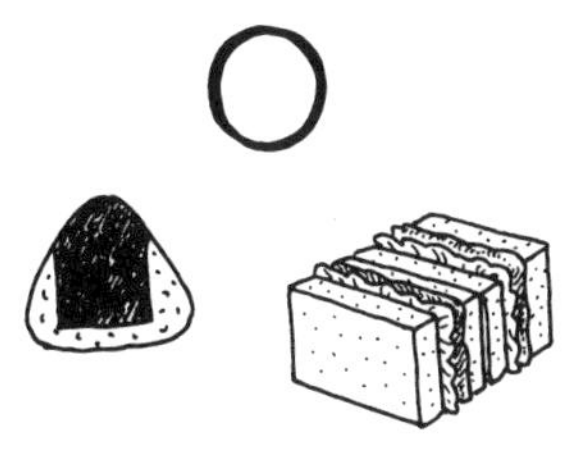

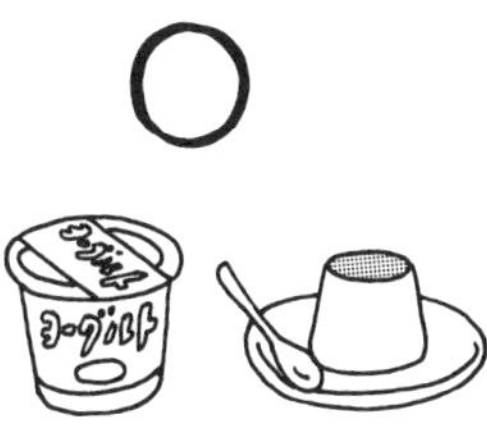

手づかみで食べられるおにぎりやサンドイッチで五感を刺激

ヨーグルトなどの口あたりのよいものをすすめてみる

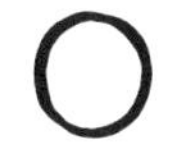

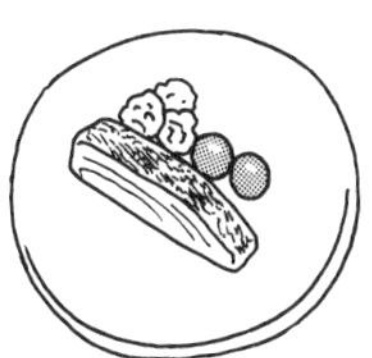

白いお皿に配色も考慮して美味しそうな盛り付けにする

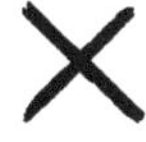

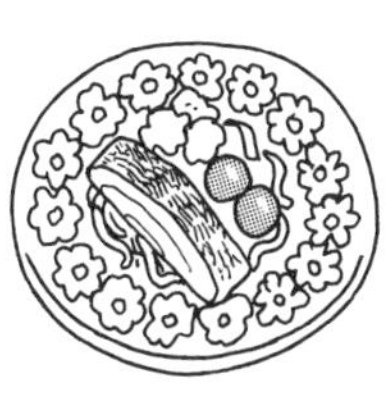

絵皿に盛り付けると皿の模様と食べ物が区別しにくい

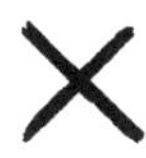

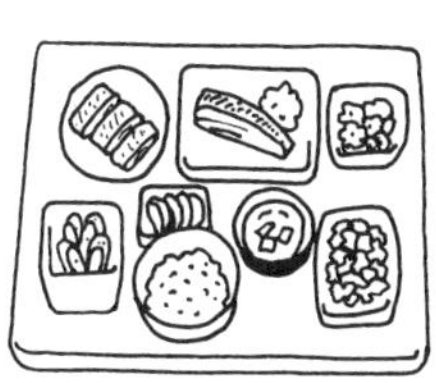

品数が多すぎるとどれを食べていいかわからない

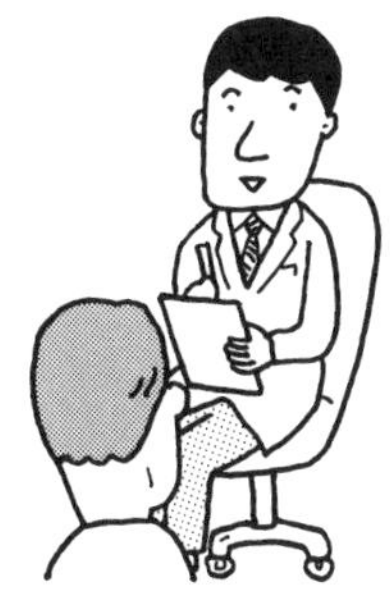

体調不良やうつの場合は主治医に相談

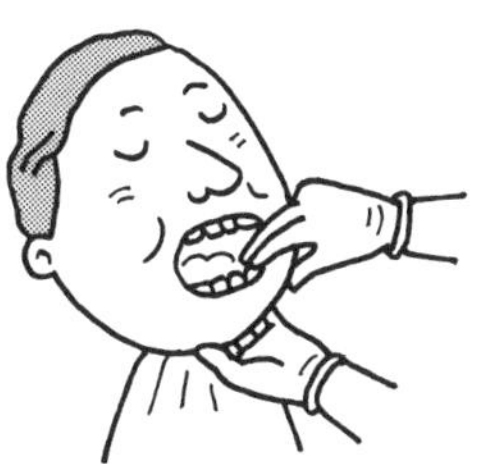

口の中に異常がないか確認する

56 食支援と食べやすい姿勢

Nutritional Support and easy to eat posture

楽しく美味しい食事をすることで、気持ちが安定しおだやかな生活が可能になります。食事の介助や姿勢にも気を配って、食べることをサポートしましょう。

介助するときは本人の斜め横に座り
食べ物は少し下から口元へ運ぶ

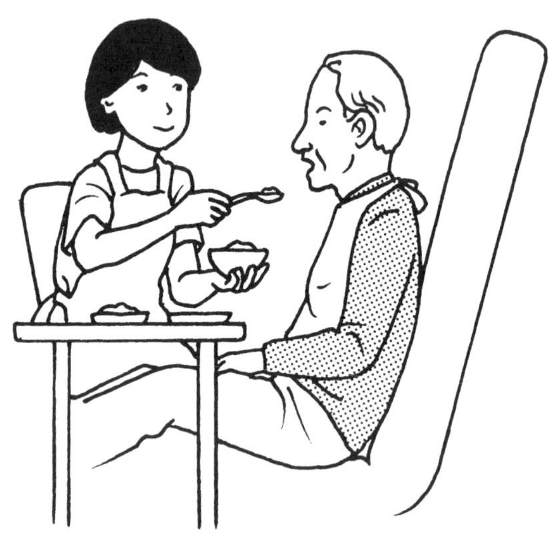

食べるちからが弱っているとき

○一口の量は少なめにして、ゆっくり食べる
○しっかり飲み込んでから次の食べ物を口に
○飲み込むときはアゴが上がらないように
○食べ物の温度や味にメリハリをつける
○口の中に溜め込んだら様子を見る

食べやすい姿勢（イスの場合）

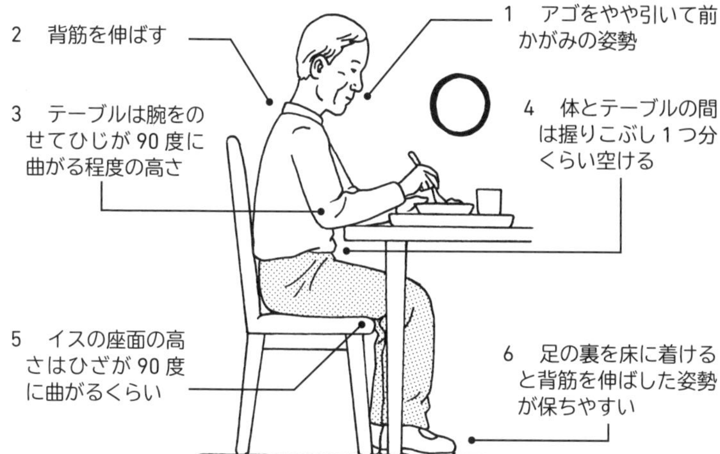

食べやすい姿勢（ベッドの場合）

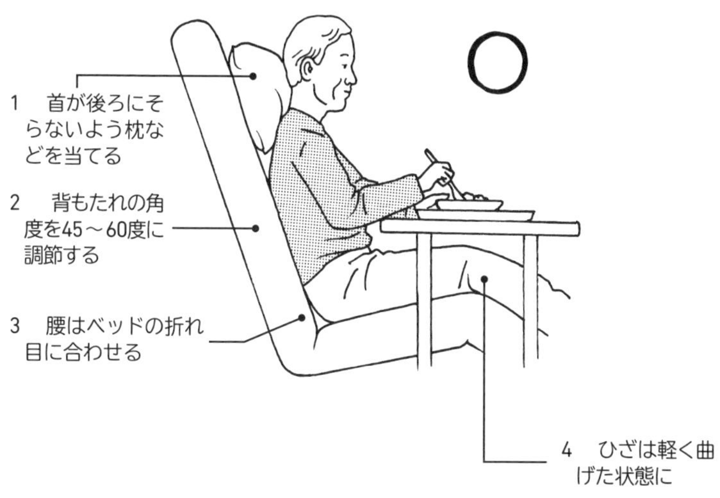

57 誤嚥性肺炎を防ぐ

Prevention of aspiration Pneumonia

高齢者で認知症が進むと、丸呑みしたり、むせたり、飲みこめないなどの摂食（せっしょく）・嚥下障害（えんげしょうがい）の症状が現れ、誤嚥性（ごえんせい）肺炎のリスクも高まることが知られています。

☑ 摂食・嚥下障害を疑う チェックリスト

- □肺炎（発熱）の繰り返し
- □食事中のむせ、せき
- □食べた後のがらがら声
- □寝ているときのせき
- □拒食
- □食事の時間が長い
- □脱水、低栄養
- □体重減少

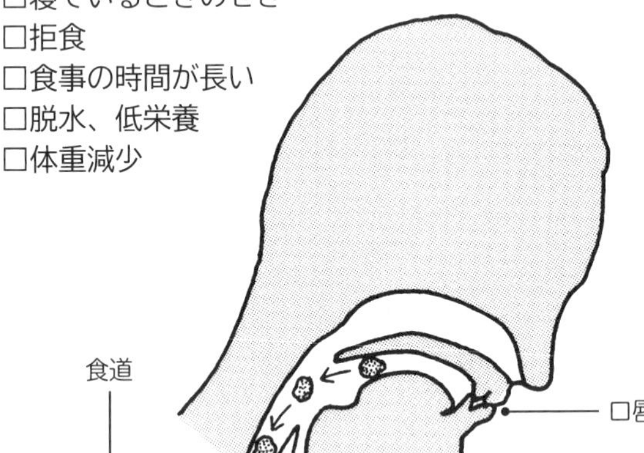

少し前かがみが飲み込みやすい

食べ物が気管でなく食道に流れやすくなり誤嚥しにくくなる

口腔ケアや口の体操で改善する

口の中が不潔だと誤嚥性肺炎を誘発します。日ごろから適切な歯みがきなどの口腔（こうくう）ケアで口の中を清潔に保ち、口の体操を行って咀嚼（そしゃく）・嚥下機能を改善しましょう。

摂食・嚥下障害＝口から食べる機能の障害
誤嚥性肺炎＝食べ物が誤って気管に入ることで引き起こされる肺炎

58

咀嚼・嚥下機能を改善する①

喉仏（のどぼとけ）を上げよう

Chewing and swallowing improvement 1. Chin tuck, head tilt

喉仏アップ体操

誤嚥性肺炎は認知症が引き起こす合併症のひとつ。食べるちからを維持・回復させる「健口（けんこう）体操」を紹介します。家族も一緒になって取り組んでみてください。

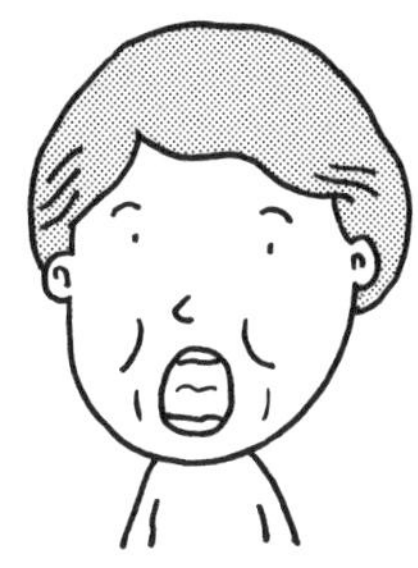

まず、上を向いてつばを飲み込んでもらってください。飲み込むときは喉仏が上がります。これが大切。口を5秒ほど大きく開けるだけでも喉仏は上がります

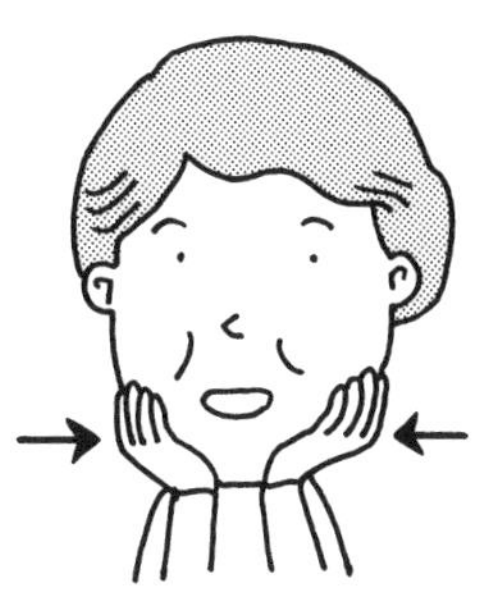

おすすめは「かわいい」のポーズ。
①アゴと頬を両手で包み込むようにする
②口を大きく開くと同時に両手を内側に押す
要は口を開ける力と手で押す力の力比べ

5～10秒、1日3回、2週間続けると、下がり気味だった喉仏が上にくる

飲み込むちからをアップさせる

老化によって喉仏が下がると、むせやすく、飲み込みがうまくいかなくなりますが、喉仏がしっかり上がれば飲み込みやすくなり誤嚥を防ぐことができます。むせが増えたら喉仏の動きをよく観察しましょう。

59 咀嚼・嚥下機能を改善する②「パタカラ」と滑舌（かつぜつ）

Chewing and swallowing improvement 2. Tongue exercises [pa, ta, ka, ra]

パタカラ体操

「パ」「タ」「カ」「ラ」と発音することで口の周りの筋肉や舌の動きを向上させる嚥下体操です。食べ物を喉の奥まで運んで飲み込む一連の動作を鍛えます。

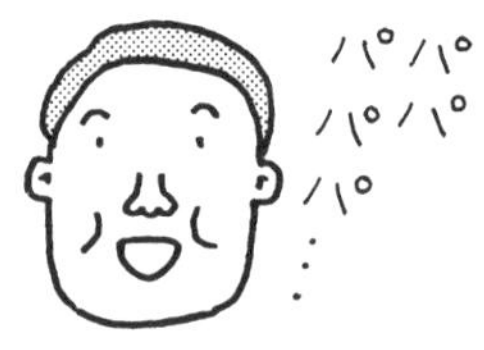

①「パ」の発音前に唇をしっかり閉じてから発音（唇を閉める筋肉を鍛える）

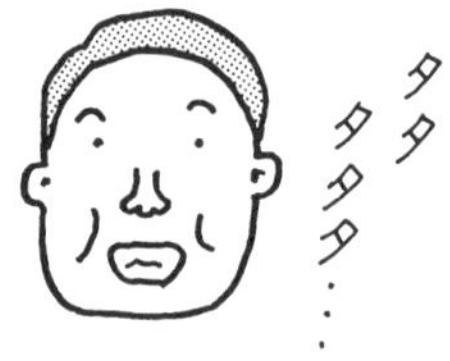

②舌を上アゴにしっかりくっつけて発音（舌の筋肉強化）

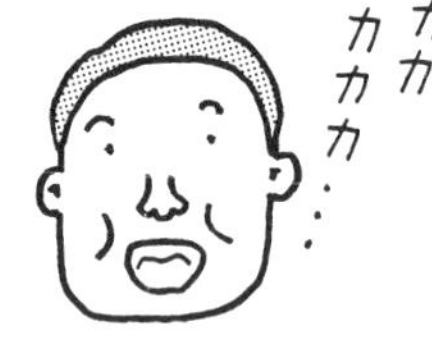

③一瞬呼吸を止めのどの奥に力を入れる（誤嚥せずに食べ物を食道に送る訓練）

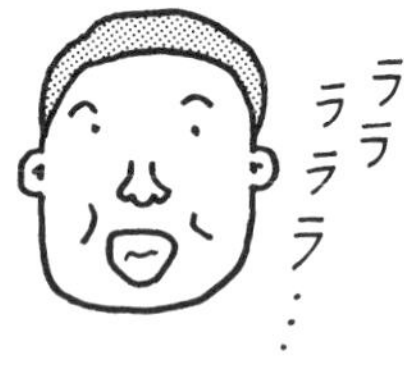

④舌をまるめて舌先を上の前歯の裏につける（舌の筋肉トレーニング）

「パタカラ」を繰り返しても、「パパパ…」「タタタ…」と続けてもどちらでもいい。食事前に 1 日 5 分行う。

食べるための筋トレ

発声や口を動かすことで脳の働きも活発になります。「パパパパ…」「タタタ…」と繰り返してやってもらい、1 秒間に 6 回以上発音できない場合、オーラルフレイル（口腔の虚弱）の可能性があります。

60

咀嚼・嚥下機能を改善する③

「あいうべ」で鼻呼吸

Chewing and swallowing improvement 3. ［a, i, u, be］ use of nose breathing

あいうべ体操

「あいうべ体操」は、口呼吸を鼻呼吸に改善する簡単な口の体操です。体の免疫力を高め、脳の血流を促進させ、誤嚥性肺炎の予防にも効果的です。

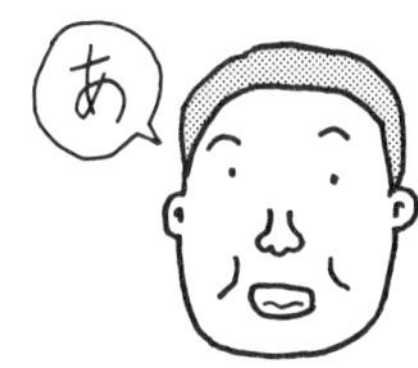

①「あー」と声を出し口を大きく開く

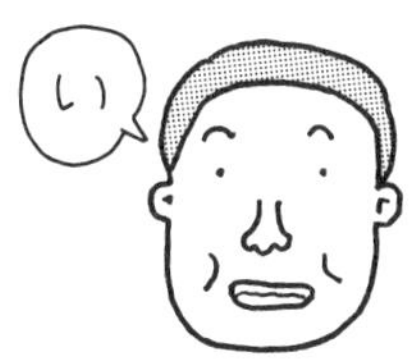

②「いー」と口を大きく横に広げる

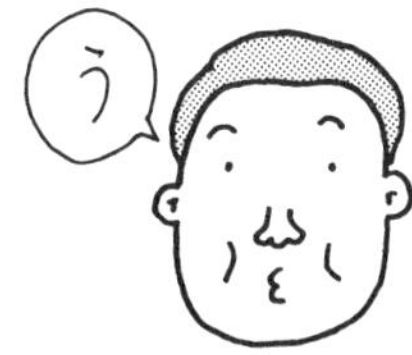

③「うー」と唇を強く前に突き出す

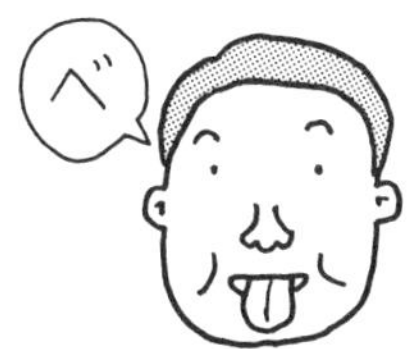

④「べー」と言いながら舌を出して伸ばす

①～④を 1 セットとし、食後に 10 回、一日 30 回を目安に毎日続けると、舌力がつく。大きく口を動かしてゆっくりと行ってもらうのがポイント。

多くの病気の治療につながる

福岡市の内科医・今井一彰先生が考案した「あいうべ体操」は、アトピー性皮膚炎、インフルエンザ、うつ病など多くの病気の治療につながり、口の中の健康にも効果が得られます。

61 正しい歯みがきの基本

Proper oral hygiene

「口」の健康を保つことは、全身の健康や認知症予防に重要であることが明らかになっています。自分で歯をみがける人には正しいやり方を助言してください。

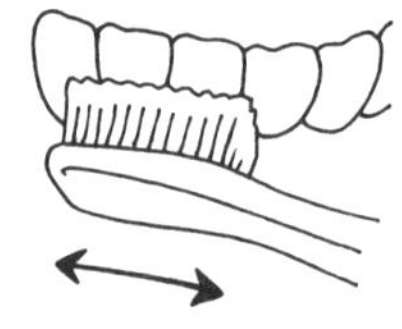

みがくときは5ミリ程度の幅で毛先を細かく振動させるようにする

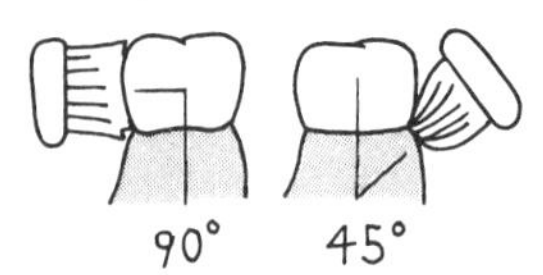

歯と歯ぐきの境目に毛先を45度の角度、歯の外側には90度にあてる

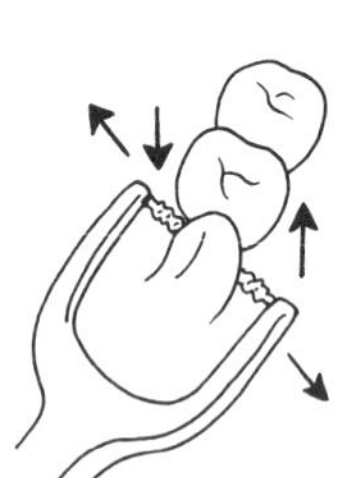

デンタルフロスは上下左右に動かして歯の側面をみがく

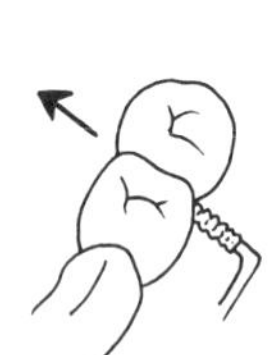

歯と歯の間に歯間ブラシを入れ前後に2～3回動かす

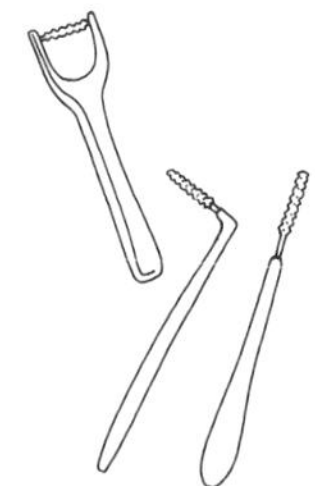

歯と歯の隙間はデンタルフロス、広い部分は歯間ブラシを使う

歯と歯ぐきの境目を重点的に

○歯ブラシは鉛筆を持つように軽く持つ　○歯と歯ぐきの境目を重点的にブラッシングする　○歯みがき剤は少量で十分　○歯ブラシで取りきれなかた汚れはデンタルフロスや歯間ブラシで落とす

歯周病の原因菌がアルツハイマー病の発症に影響を与えていると考えられ、口腔ケアがもたらす効果のひとつとして認知症予防が挙げられている。

62 入れ歯を清潔に保つお手入れ方法

Care and keeping clean of dentures

入れ歯にも食べかすや歯垢が付きます。ヌメヌメした汚れは細菌のかたまり。口臭を発生させ口内炎をもたらす原因にもなるので、お手入れは欠かせません。

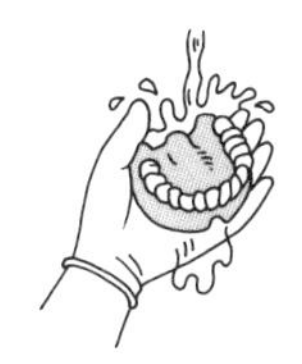

①流水で食べかすなどの汚れを洗い流す（落として破損しないよう水を張った洗面器の上で行う）

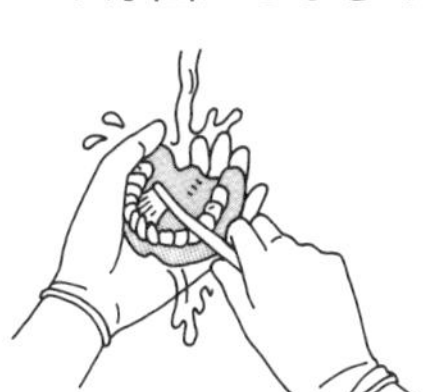

②入れ歯専用ブラシでヌルヌルがなくなるまでみがく

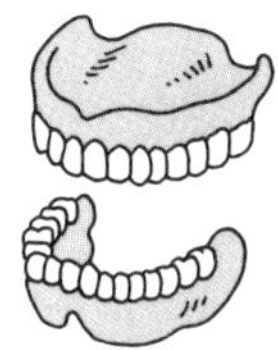

総入れ歯（全部床義歯）

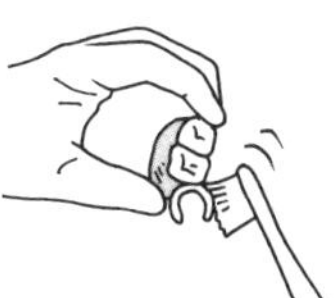

③汚れやすい留め金部分は特にていねいに洗浄

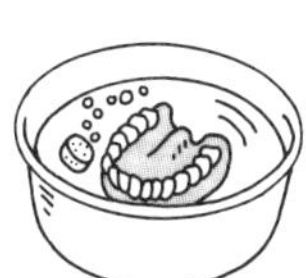

④ぬるま湯に義歯洗浄剤を入れて入れ歯を浸す

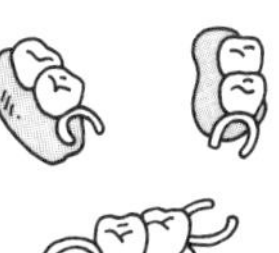

部分入れ歯（部分床義歯）

歯磨き粉は使わない（研磨剤が入れ歯を傷つける）
熱いお湯を用いない（入れ歯を変形させてしまう）
乾燥させない（就寝時は外して湿らせた状態で保管）

1日1回はていねいに水洗いする

入れ歯は“一生もの”ではありません。劣化状況や残った歯と顎骨の状態によって修正が必要です。入れ歯の寿命は平均して5年程度と言われていますが、毎日きちんとお手入れすれば長く使えます。

神奈川歯科大学の研究報告によると、歯がほとんどなく入れ歯を使わない人は、歯が20本以上ある人に比べて認知症発症のリスクが1.85倍も高い。しかし入れ歯を用いれば発症リスクを下げることができる。

63 口腔ケア―歯みがき介助

Oral hygiene - tooth brushing assistance

認知症になると口腔ケアがおろそかになりがちです。自分で歯みがきができない、嚥下障害がある、うがいができない人には、介護者が介助を行ってください。

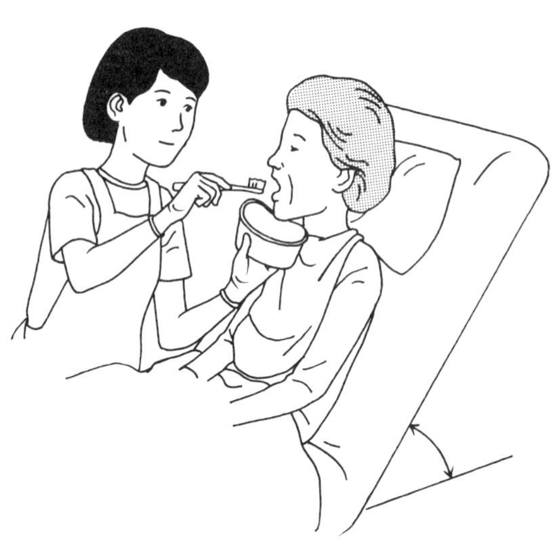

アゴを引いてもらい歯みがきを介助

ベッドのリクライニングは45～60度に起こし、アゴを引いてもらいます（頭部が後ろに傾くと誤嚥しやすく、前傾しすぎると呼吸や開口がしにくくなる）。

拒否されない歯みがき介助

○硬めの歯ブラシは避け、小さめのヘッドのものを使う
○歯ブラシを見せ「これから歯をみがきますよ」と声がけ
○頬側（表側）の奥から前へを基本にブラッシングする
○やさしく磨き、短時間で終わらせる
○「食後」と決めずに一日の中で気分のよいときに行う

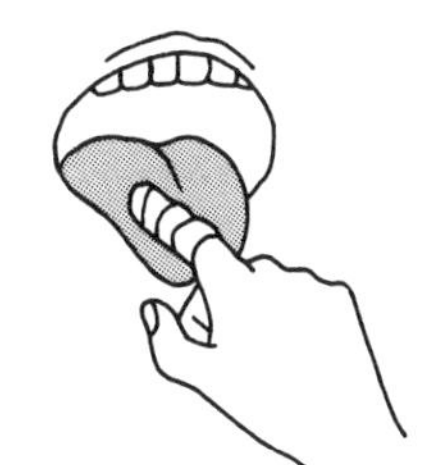

専用のウェットティッシュかスポンジブラシを使う

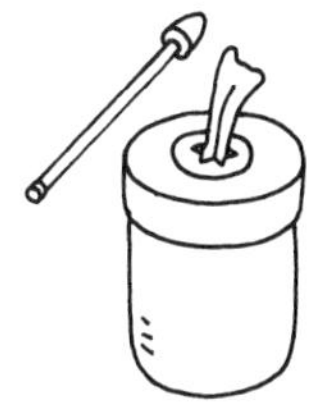

ティッシュは指に巻き付けて頬の内側や舌などを拭く

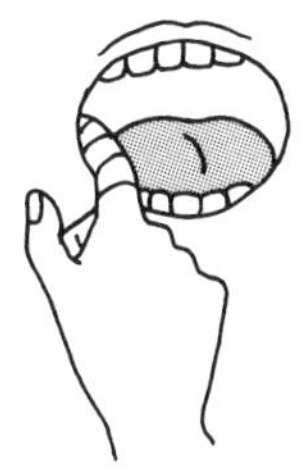

③歯の清拭　頬側（表側）の奥から前にこする

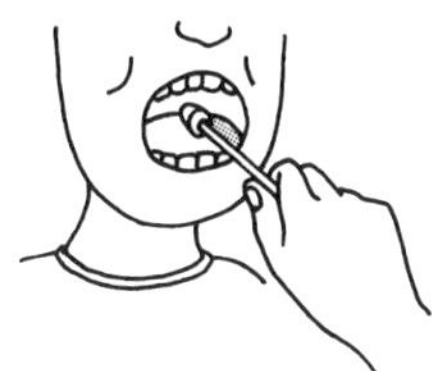

②スポンジブラシを用いてもよい

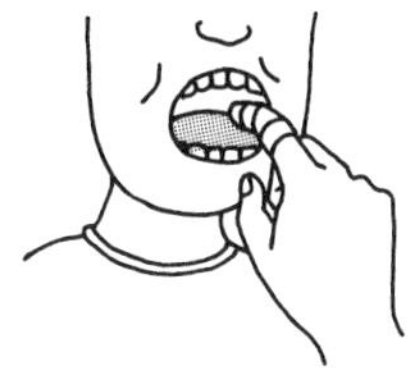

①口腔内が乾いている場合は保湿剤を塗布

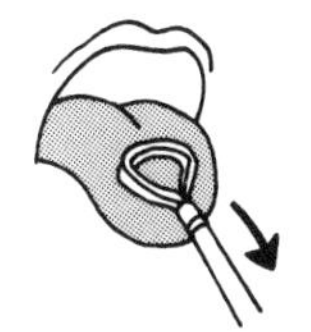

⑥舌に付いた細菌の清掃も必要

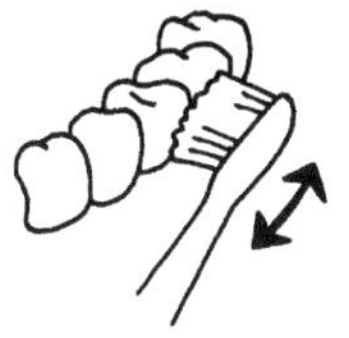

⑤歯ブラシで清掃を行う

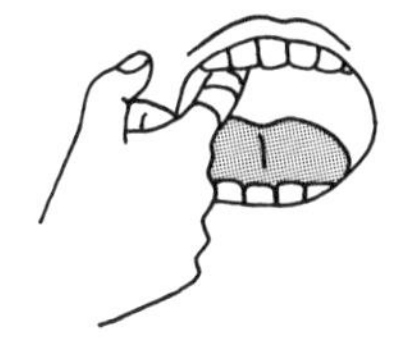

④歯ぐきに沿って指をすべらせ汚れを取る

お口のケアは歯だけでなく粘膜のケアも含まれる

○舌や歯ぐき、頬やアゴの内側の粘膜も清潔に保つ　○摂食嚥下障害者には拭き取りが望ましい　○口が開きにくい人には、口の端からウェットティッシュを巻き付けた指を入れ、頬をマッサージする

64 食事療法で認知力をアップさせる

Nutritional therapy helps improve Dementia

認知症の発症には、日々の食生活が密接に関係しています。食べ方や食事を見直し、認知症予防や老化防止に効果的な食材を積極的に摂るようにしましょう。

食べるときの6原則

糖質は控えめにする

認知症の原因の一つは脳内のアミロイドβタンパク（老廃物）の蓄積です。これを防ぐには血糖値を上げないこと。糖質が多いご飯やパン、麺類などは控えめに。

よく噛んで食べる

噛むことで脳の血流を増やし脳を活性化させる効果が期待できます。よく噛めば消化吸収が促進され、満腹感を感じやすくなり食べ過ぎも防げます。

塩分を摂り過ぎない

高血圧はアルツハイマー型認知症の危険因子。高血圧の予防・改善のためには減塩をし、1日の塩分を6g未満に抑えましょう（日本高血圧学会）。

バランスのよい食事

偏った食事は生活習慣病を引き起こすだけでなく、認知機能の低下にも影響します。食事内容に気を配り、血圧や血糖値などを管理することも大切です。

食べる時間に注意

だらだら食べずに、決まった時間に食事をしましょう。夕食と朝食の間は12時間以上あけること。
寝る3時間前までに夕食を済ませてください。

腹八分目におさえる

生活習慣病には内臓脂肪型肥満が深くかかわっています。認知症の発症・進行を抑えるためには食べ過ぎに注意し、肥満を予防・改善することが必要です。

糖尿病の人のアルツハイマー型認知症リスクは血糖値が正常の人より約4.6倍高く、高血圧の人は正常血圧の人より脳血管性認知症になるリスクが3.4倍高い。

65 葉酸を摂取して脳の萎縮を抑える

Consume folic acid to suppress brain deterioration

悪玉アミノ酸はアルツハイマー型認知症の原因とされていますが、「葉酸（ようさん）」はこの悪玉アミノ酸を減らし認知症リスクを抑制すると言われています。

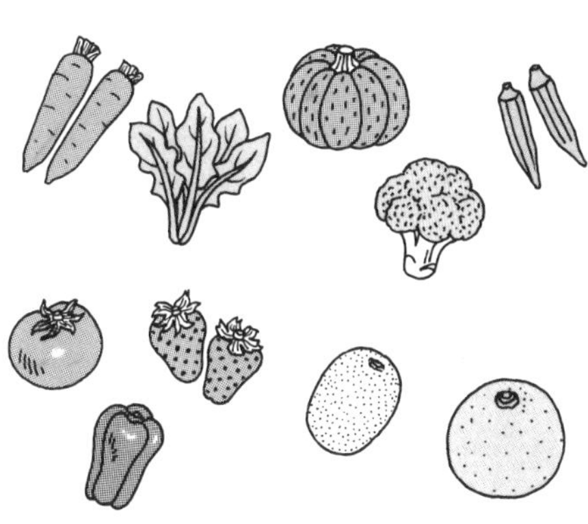

ほうれん草、小松菜、豆類、イチゴ、キウイなどには葉酸が多く含まれている。また、緑黄色野菜に多く含まれるβカロテンには抗酸化作用がある

緑黄色野菜に多く含まれる葉酸

葉酸は、緑黄色野菜（ほうれん草や小松菜、ブロッコリーなど）や果物（いちご、キウイ、オレンジ）、レバーなどに多く含まれていて、豊富に摂取すると、認知症や脳卒中などの病気のリスクを下げる研究結果が発表されています。水溶性ビタミンの葉酸は、野菜によってはゆでると半減することがあるので、蒸したり炒めたりする調理法がおすすめ。

厚生労働省が策定した「健康日本 21」では野菜摂取の目標量は 1 日 350g。そのうち、120g は緑黄色野菜から摂るのが望ましい。

66 魚を食べる——青魚が有効

Eating fish, especially blue fish

脳内のアミロイドβタンパクという老廃物の蓄積を抑制するのが DHA や EPA と呼ばれる「不飽和脂肪酸」。認知症予防（特にアルツハイマー型）に有効です。

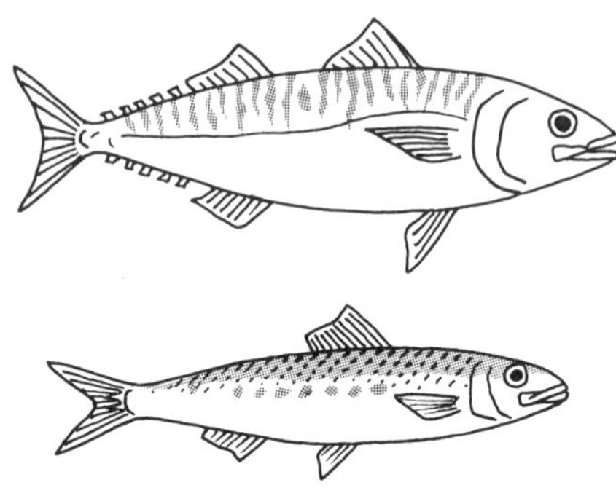

青魚に含まれる DHA は脳の構成成分で、記憶力や判断力を向上させ、EPA は血管を拡張し血行をよくする

不飽和脂肪酸が認知症予防に効く

サンマ、イワシ、サバなどの青魚に含まれる EPA（エイコサペンタエン酸）、DHA（ドコサヘキサエン酸）といった不飽和脂肪酸は、血液中のコレステロールや中性脂肪を減少させ、血液の循環をよくする効果があります。また、不飽和脂肪酸は脳の働きを活性化するので、脳卒中や認知症の予防効果が期待できます。効率よく摂るには新鮮な刺身で食べましょう。

魚を１日に１回以上食べている人に比べて、ほとんど食べていない人はアルツハイマー型認知症になるリスクが約５倍も高い。

67

「地中海食」が認知症予防に効果あり

Mediterranean cuisine are effective in preventing dementia

地中海沿岸の人々が食べている「地中海食」は、生活習慣病を防ぐことで知られていますが、認知機能の維持にも役立つことも明らかになっています。

野菜やフルーツ、豆類やナッツ、魚介類を習慣的に摂取して肉類は鶏肉を少々、様々な食材を組み合わせて摂ることで、脳を酸化から守る

抗酸化物質や不飽和脂肪酸を多く摂る

「地中海食」とは、イタリア、スペイン、ギリシャなどの地中海沿岸の国々の人が食べている伝統的な食事のこと。特徴は「魚はたっぷり」「緑黄色野菜が豊富」「オリーブオイルから不飽和脂肪酸を摂る」「赤ワインを適度に飲む」など。私たちの食事でも「魚や野菜メインの食事に切り替える」「調理にオリーブオイルを使う」など、できることを取り入れていきましょう。

68 和食中心の食生活でリスク低減

Regular eating habits of Japanese food to lower the risk

一汁三菜（いちじゅうさんさい）というバランスのとれた献立が基本の和食は、地中海食との類似点も多く、認知症予防や脳の老化防止には効果的な食事であると言えます。

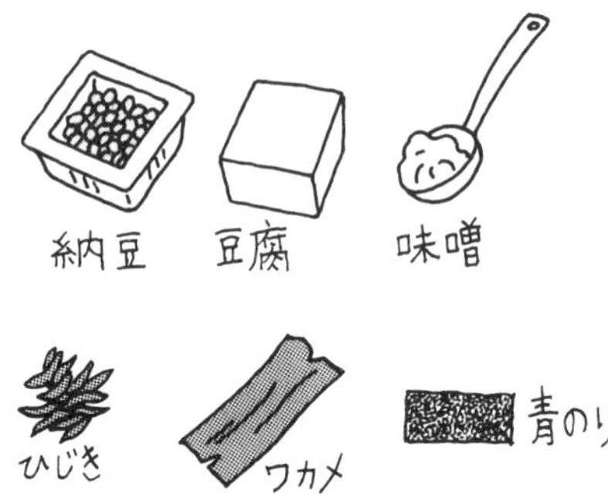

和食には醤油や味噌、豆腐、納豆、おからといった大豆製品が多く使われている。また豆類や納豆、のりやお茶などには葉酸も含まれている

大豆製品に注目

和食は、魚を主菜として野菜や穀類、豆類が多いことなどが「地中海食」と共通しています。炭水化物（白米）はお茶碗半分くらい、塩分も少なめにしましょう。和食で用いられる大豆製品には視覚や聴覚で得た情報をスムーズに伝達する「大豆レシチン」（神経伝達物質を生み出す成分）が多く含まれています。大豆製品を摂ることで認知症のリスク低減が期待できます。

69 認知症予防に効果的な食べ物・飲み物

Consuming foods and drinks that help prevents dementia

緑茶

お茶に含まれるカテキンは体の酸化を防ぎ、アミロイドβタンパクの蓄積を抑制。緑茶を1日2杯以上飲むと認知機能の維持に効果的だとわかっています。

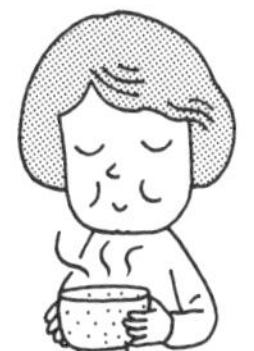

カレー

カレーのスパイスのひとつ「ウコン」は、アミロイドβタンパクが脳内にたまる速度を抑えるほか、できてしまった老人斑（ろうじんはん）の分解を促進します。

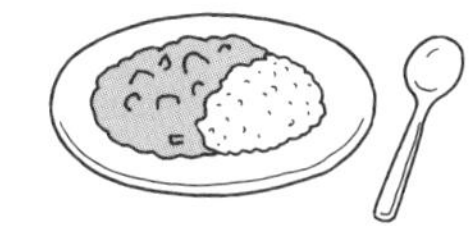

赤ワイン

赤ワインに含まれるポリフェノールには強力な抗酸化作用があり、認知症の発症を抑えるという報告があります。しかし、グラスに軽く1杯が目安です。

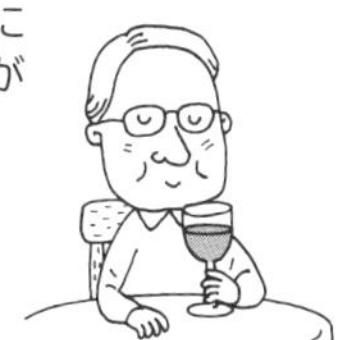

コーヒー

コーヒーに含まれるクロロゲン酸は抗酸化作用があり、認知機能の低下が抑えられるとされています。しかし、高齢者には不適という説もあり、特に就寝前は避けましょう。

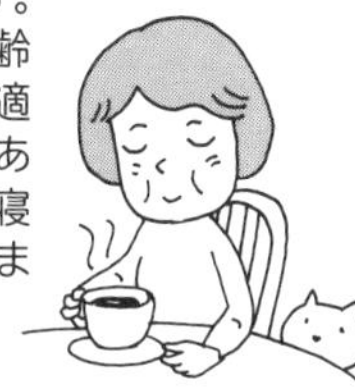

最新研究報告

カマンベールチーズで認知症予防!?

東京都健康長寿医療センターの研究グループは、カマンベールチーズを食べると認知症の予防につながる可能性があるとの研究結果をまとめました。認知機能が低下すると、BDNF（脳由来神経栄養因子）の血中濃度が減りますが、カマンベールチーズを食べるとBDNFは上昇。改善が期待できます。

70 散歩のしかた

Ways of walking

研究データから、脳のためには1日30分ほどの有酸素運動がよいとされています。いつでも気軽にできるウォーキングがおすすめ。散歩を日課にしましょう。

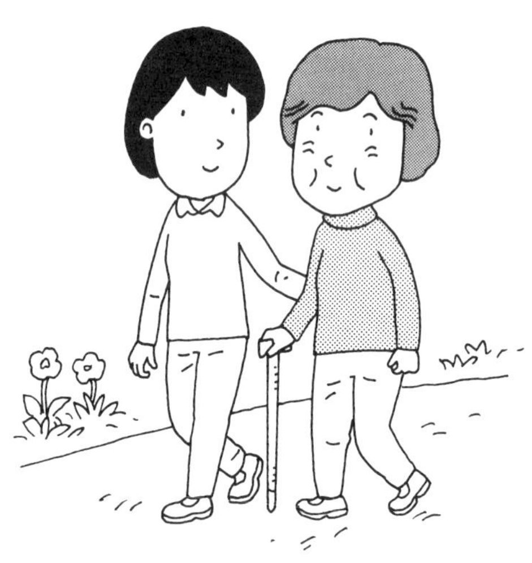

家族が付き添い、1日30分ほど、週3回を目安に歩きましょう

散歩で五感を刺激する

運動は身体機能や認知機能を改善し、認知症の進行を抑制します。一日の歩行距離が長くなるほど、認知機能低下の抑制効果が高いというデータもあります。また、日光を浴びると皮膚でビタミンDが作られ、骨を丈夫にして転びにくい体をつくります。風を感じ、草木や花を見て鳥のさえずりを聞き、家族と会話しながらの散歩は、脳へのよい刺激になるのです。

認知症予防には散歩やウォーキングなどの有酸素運動がよい。米国イリノイ大学の研究チームによると、有酸素運動は脳機能の低下を防ぎ脳を若く保つ働きがある。

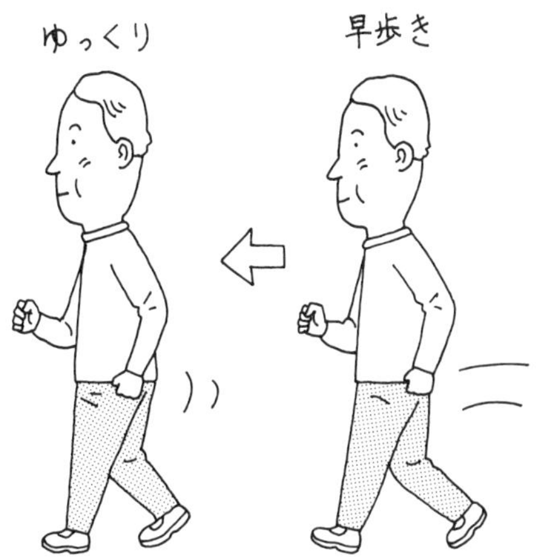

1 日に速歩の合計が 15 分、週 4 日以上を目標にすると効果的

体力がある人は「インターバル速歩」

軽度認知症でまだ体力がある人にはインターバル速歩がおすすめ。「早歩き」と「ゆっくり歩き」を 3 分間ずつ交互に繰り返すウォーキング法で、筋力・持久力を無理なく向上させ、認知症を誘引する糖尿病や高血圧などの生活習慣病になりにくくします。

インターバル速歩後には乳製品を

インターバル速歩後 30 分以内に糖質と乳製品を摂ると、筋肉量増加に効果的

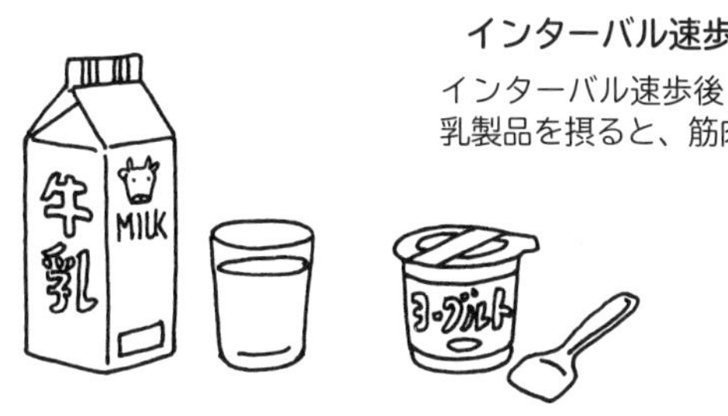

「インターバル速歩」は信州大学の能勢博教授が考案した。ウォーキング運動の中に「速歩き」を取り入れることで、確実に筋力アップが図れる。

71 コグニサイズで認知症予防

Cognition Exercise in preventing Dementia

コグニウォーク

コグニサイズとは、コグニション（認知）とエクササイズ（運動）を組み合わせ、脳と体の機能を向上させます。簡単なコグニウォークから始めてみましょう。

歩き方のポイント

○胸を張って背筋を伸ばす
○手はしっかりと後ろに振る
○かかとから足をおろす

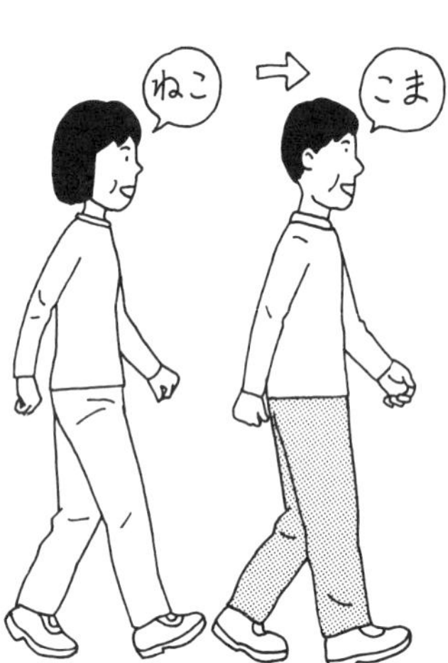

大股で少し早く歩き、しりとりを交えて行うのがポイント

国立長寿医療研究センターが開発したコグニサイズは、軽度認知障害の人の認知機能の維持・向上に役立ちます。計算をしたり川柳（せんりゅう）などを考えながら行ってもよいでしょう。

コグニステップ

運動と認知課題を同時に行うことで脳の血流量がアップし、認知症予防に効果が期待できます。コグニウォークの次はコグニステップに挑戦！数字を数えながらステップし 3 の倍数で拍手します。

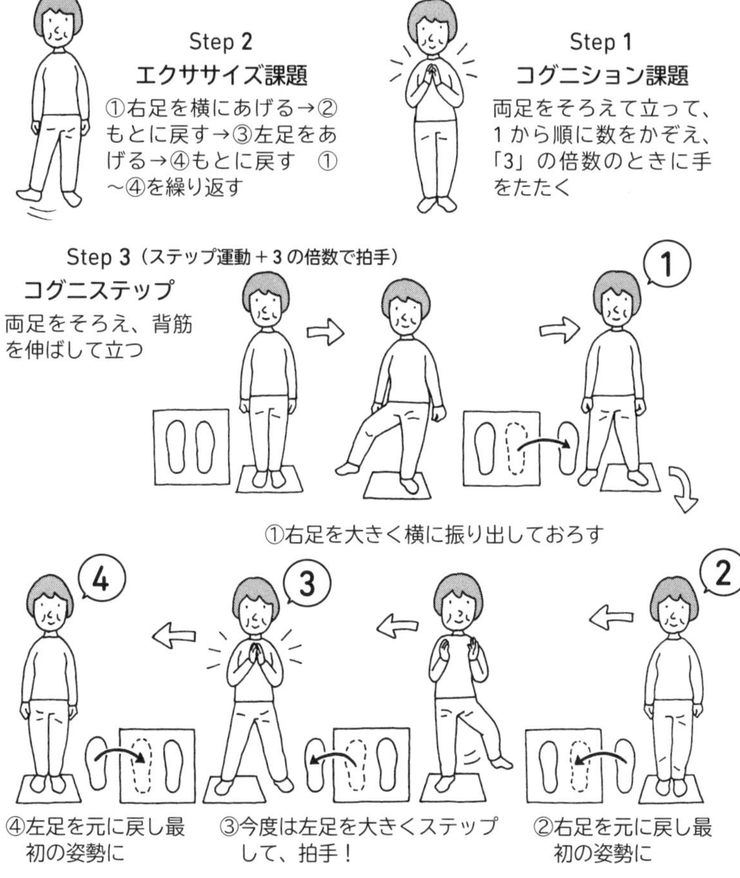

72 転倒予防体操

Physical exercises that prevents risk of falls

座ったままで足上げ、足踏み

立つ、歩くは自立した生活を送るのに欠かせません。大事なのは太ももの筋肉。スクワットをやるのは大変ですが、紹介するのはイスに座ってできる体操です。

①背筋を伸ばし、片足ずつ 5 秒かけて上げ下げする。足を下げたときは床に着けない。これを左右 10 回

②足踏み。腕を振り左右交互にももを上げる。約 3 分行う。股の周辺の筋肉を鍛え、持久力を高める

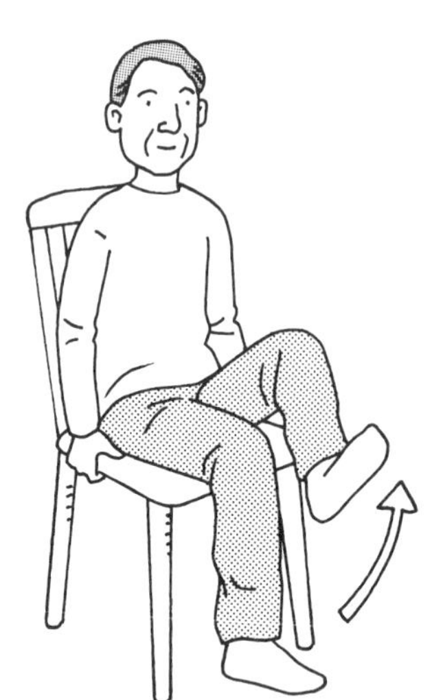

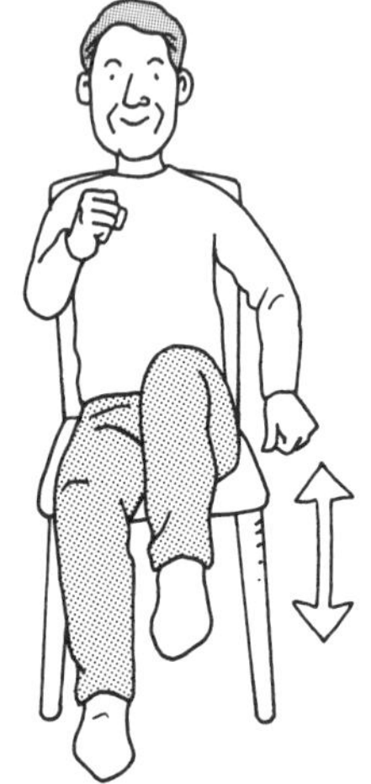

体操の心得

○体操は息を止めないで行う
○足を持ち上げるときに息を吐く
○少ない回数から始め徐々に増やす

家に閉じこもりがちになると、筋力が衰えて転びやすくなり、転倒すると寝たきり状態になるリスクを高めます。簡単な体操で筋力とバランス能力を維持しましょう。

イスを使って足を鍛える

足を肩幅に開いて、転倒しないようイスにつかまりながら行う体操です。各 10 回（セット）繰り返します。すねやふくらはぎ、おしりや太ももの筋肉を鍛えます。

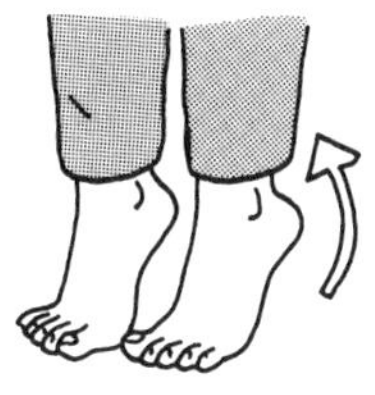

つまさき立ち

つまさきで立って 5 秒数え、ゆっくり戻す

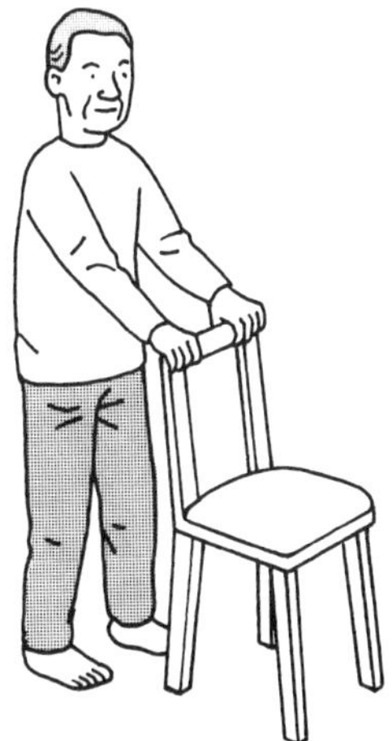

かかと立ち

かかとを支点につまさきを上げ、5 秒数えて戻す

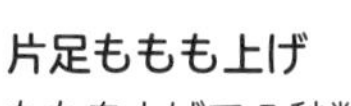

片足ももも上げ

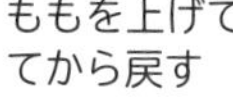

ももを上げて 5 秒数えてから戻す

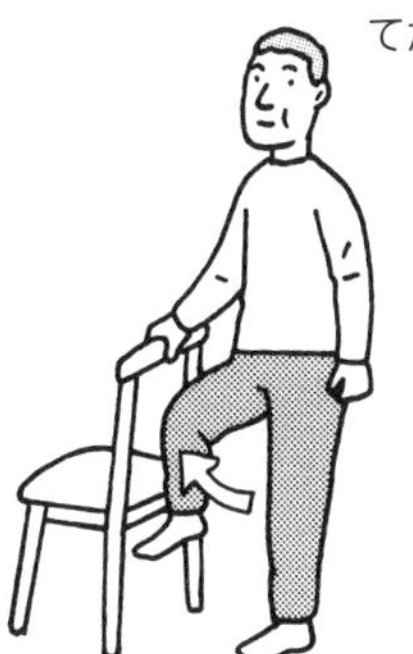

片足後ろ上げ

片足を後ろに上げて 5 秒数えてから戻す

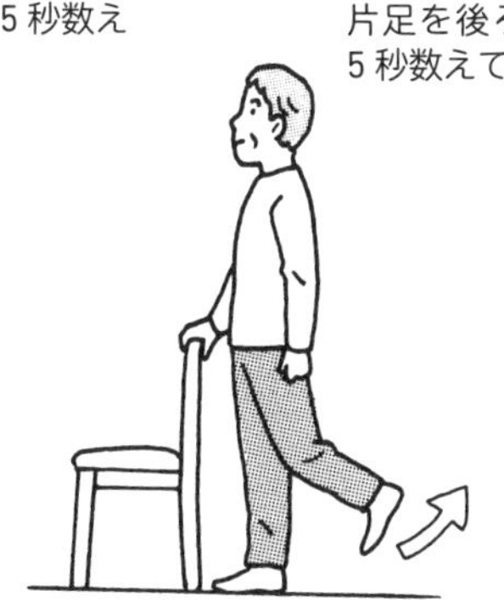

73 手指体操で脳を活性化

Fingers exercise to activate brain function

指には脳につながる神経が多く、第二の脳と言われています。手指体操を行えば、脳にたくさんの刺激が伝わり脳の活動が活発になることが期待されます。

指折り数え

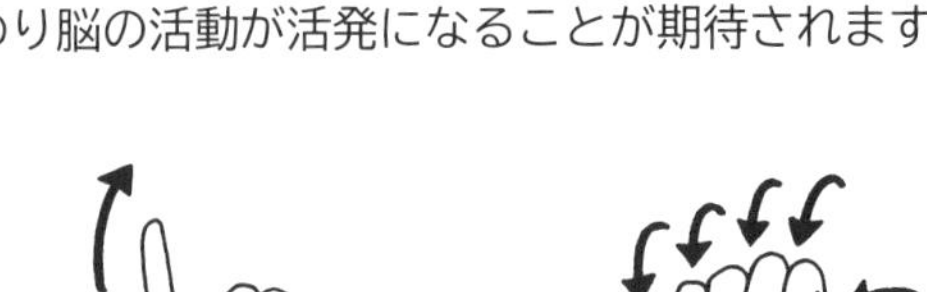

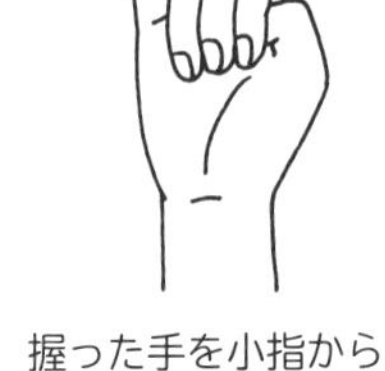

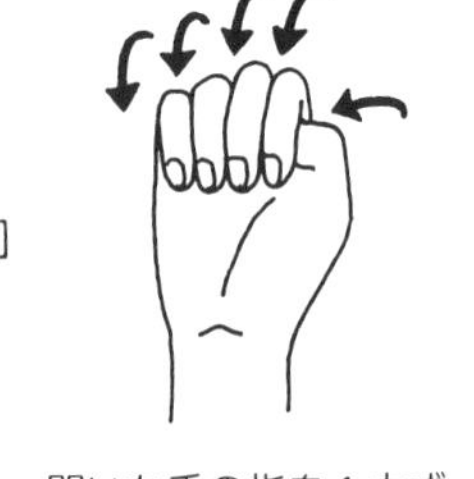

開いた手の指を1本ずつたたんでいく

握った手を小指から1本ずつ上げていく

ぐるぐる回し

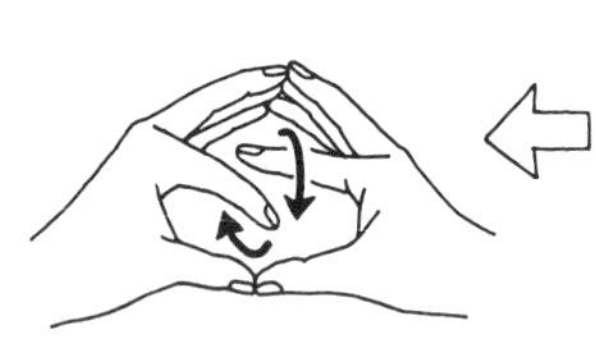

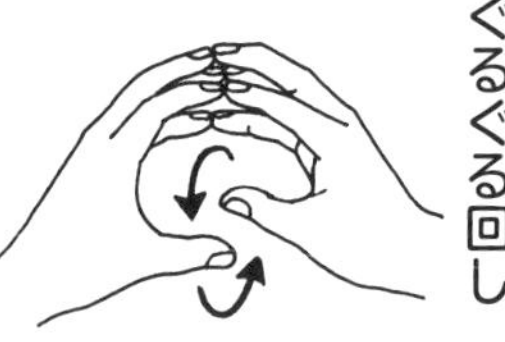

両手の指先を合わせて親指だけ離してぐるぐる回す

次に人差し指、中指、薬指、小指の順にぐるぐる回す

長方形づくり

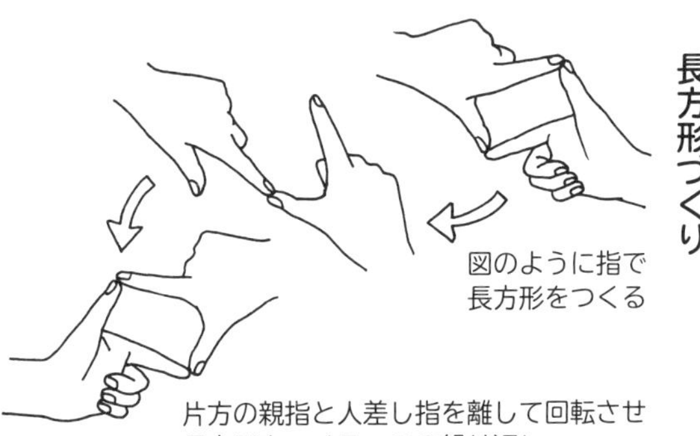

図のように指で長方形をつくる

片方の親指と人差し指を離して回転させ長方形をつくる。この繰り返し

74 楽しんで手指を動かす—作業療法

Enjoyment while letting fingers move

日常生活は、調理や掃除などの家事、趣味の活動など「作業」することに満ちています。そうした作業をリハビリや治療に活用するのが「作業療法」です。

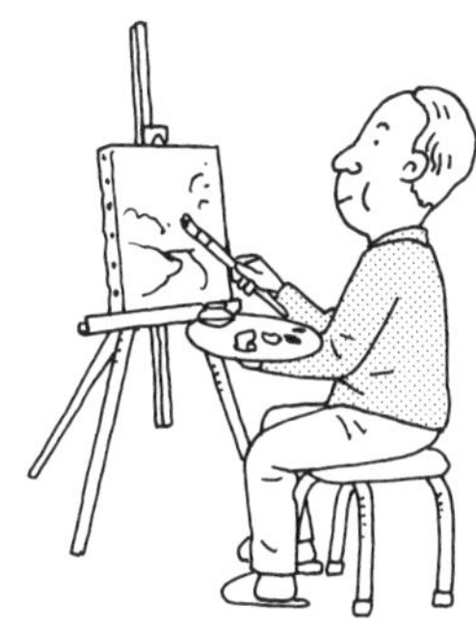

作業に取り組んでいるうちに、心身両面のリハビリになり、なじみの作業は回想法としての側面もある

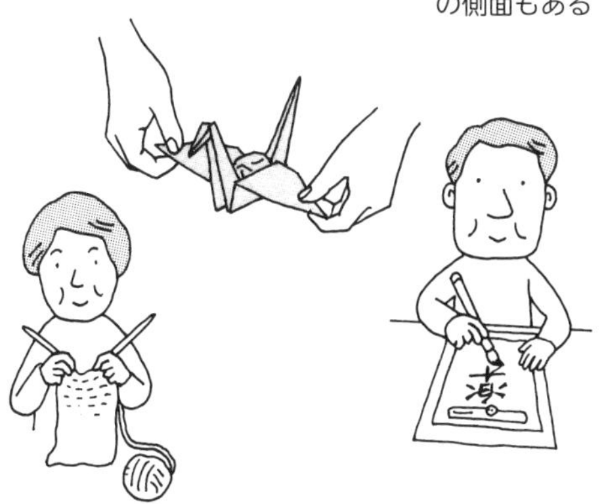

手先や体を動かすことは脳への刺激となり、認知症の抑制や発症予防に効果があるとされている

その人のなじみの作業を行う

認知症の人でも、体で覚えたことや習慣にしてきたことは失われにくい傾向にあります。手芸や折り紙、あるいは趣味の絵画や書道など昔から得意なこと（なじみの作業）を行ってもらいましょう。

「作業療法」では調理や手芸、園芸などを通して、心身の機能の維持や強化、幸福感、自尊心の充足、人々や社会とのつながりの回復などをはかる。

75 耳を鍛える──難聴対策

Hearing test / training - measure to prevent hearing loss

認知症を引き起こす危険因子は、加齢、高血圧、糖尿病、喫煙などいろいろありますが、難聴もその一つ。この中でも難聴（なんちょう）は最も予防が可能とされています。

お父さん
最近聞こえてない
えっ、
なんか
言った？
補聴器を
つけましょう
全然聞こえない、
わけじゃないから、
まだ大丈夫！

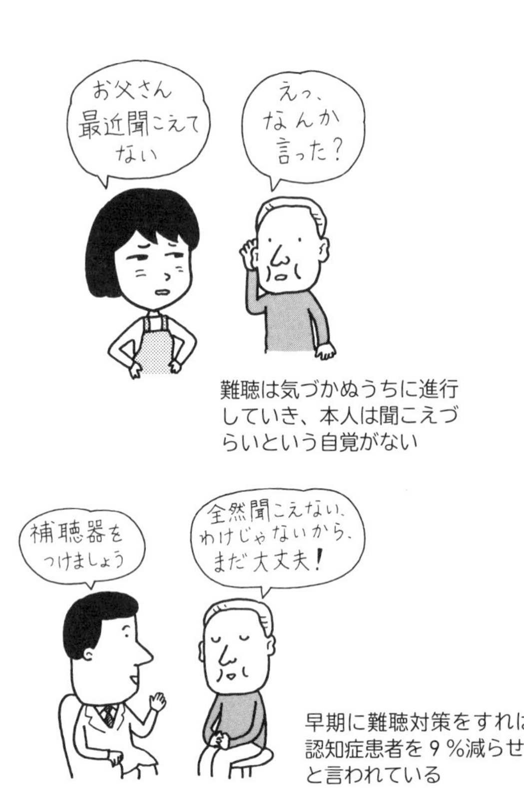

難聴は気づかぬうちに進行していき、本人は聞こえづらいという自覚がない

早期に難聴対策をすれば、認知症患者を９％減らせると言われている

早めに補聴器を使用する

難聴を放置することは、脳への刺激をストップすること。難聴によって認知機能は低下しますが、補聴器を使用すれば脳への刺激が復活して脳を活性化させ、健常者と同等の認知機能が保たれます。

日本補聴器工業会の 2018 年調査では、難聴者で補聴器を使用している人は 14.4%で、英国 47.6%、フランス 41.0%を下回り日本の補聴器普及率はきわめて低い。

【難聴を放置していると……】
○聞こえづらさのせいで、イライラして怒りっぽくなる
○実年齢より 7 歳年上の認知機能になる
○男性は通常の人の 3 倍、女性は 2 倍うつになりやすい

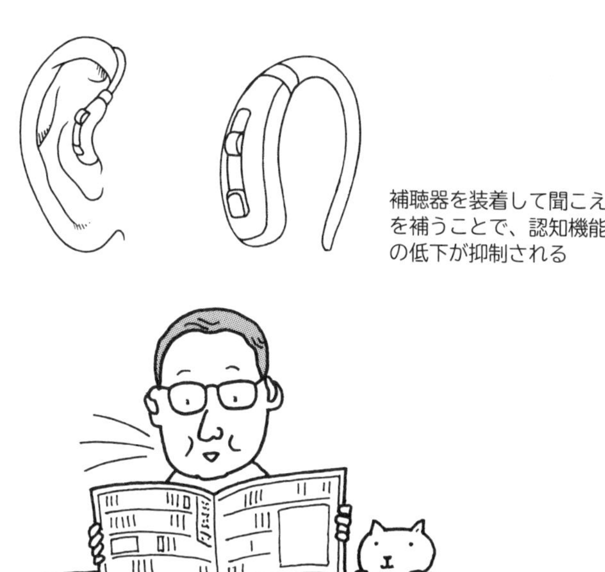

補聴器を装着して聞こえを補うことで、認知機能の低下が抑制される

補聴器をつけて新聞などを声を出して読むと、脳が活発に働く

補聴器のつけ始めは聴覚トレーニングが必要

補聴器をつけたらすぐによく聞こえるというわけではありません。脳の聴覚中枢が補聴器に慣れるまで、耳鼻咽喉科や認定補聴器技能者がいる専門店で音量を調節してもらい聴覚を鍛えていきます。

76 声を出して読んでもらう

Reading aloud

音読が認知症を改善するのは研究結果で明らかです。新聞やお気に入りの物語など、とりあえず１分を目安に声を出して読んでもらい家族も耳を傾けましょう。

小説や古典の名文や短歌などリズムのある文を大きな声で音読。あるいは孫への絵本の読み聞かせも効果的

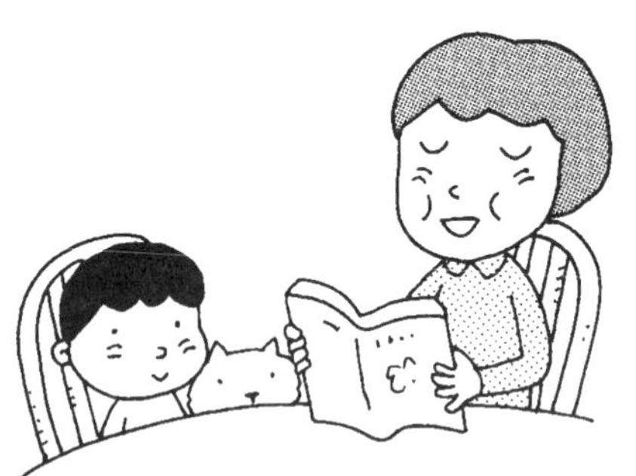

「音読」がもたらす効果

○気持ちが落ち着く―神経伝達物質が多く分泌され精神状態が安定
○やる気が出る―脳の前頭葉を刺激。前向きな気持ちになる
○ストレス解消―大きな声を出すことでストレスホルモンが少なくなる
○脳の活性化―視覚と聴覚の両方を同時に用い前頭前野を活性化
○誤嚥性肺炎の予防―ものを飲み込む際に必要な筋肉を強化

声帯が衰えると声が出にくくなるほか、体に力が入らずよろけやすくなる。朗読は声帯を鍛えるのに効果的で、背筋を伸ばして抑揚（よくよう）をつけて読むのがよい。

77

質のよい睡眠のとり方

Promote good sleeping patterns

十分な睡眠がとれないと、脳内で生じた老廃物のアミロイドβがたまりやすくなります。長く眠ることよりも質のよい眠りをとってもらいましょう。

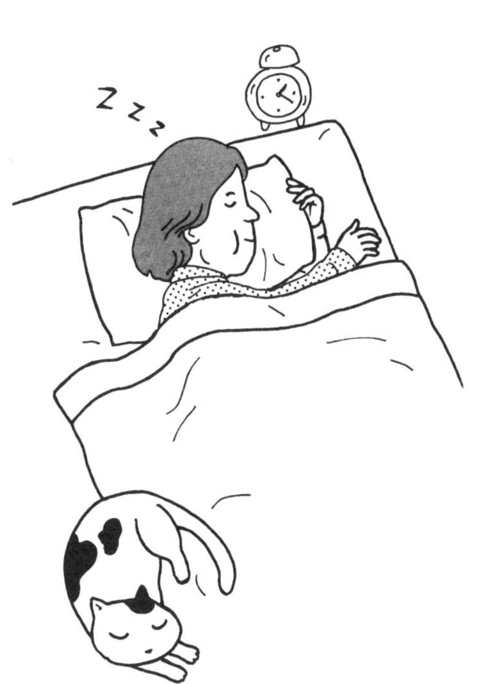

眠りやすい環境を整える方法

○日中の活動量を増やし、日光を浴びて体内時計を正常化させる
○入浴などで身体を温めるとリラックスでき寝つきがよくなる
○昼寝は午後 3 時までに 30 分以内
（眠気が訪れる午後 2 時頃に昼寝をすると脳がリフレッシュ）
○介護者が一緒に同じ部屋で寝つくまで寄り添う

78 好きな曲を聴く・歌う──音楽療法

Listen to their favorite songs and sing / Music therapy

誰でも音楽を聴いたり歌ったりすることで気持ちが落ち着き、気分がよくなります。音楽療法はこうした効果で認知症の症状改善をめざすリハビリです。

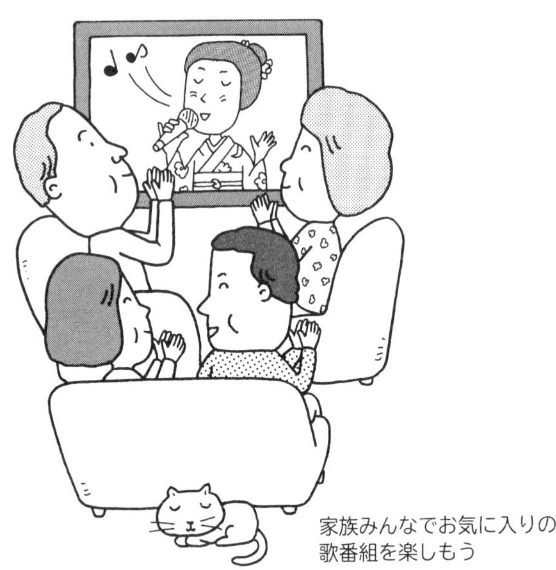

家族みんなでお気に入りの
歌番組を楽しもう

【受動的音楽療法】
音楽を聴くと本人はリラックスし介護への抵抗が和らぐ。

【能動的音楽療法】
自ら歌い演奏することで元気になりストレスを発散。

ユーチューブの歌番組を活用する

認知症が進行した人でも、子どもの頃の歌は覚えています。また、人は18～20歳頃に聴いていた曲を好む傾向にあります。ユーチューブで昔の紅白歌合戦や歌番組を利用して、好きな曲を聴き、歌いましょう。

国立長寿医療研究センターによると、軽度認知症の人を対象に毎週1回、1時間ほどの音楽療法を8～10回行ったところ、記憶力や注意力の改善がみられた。

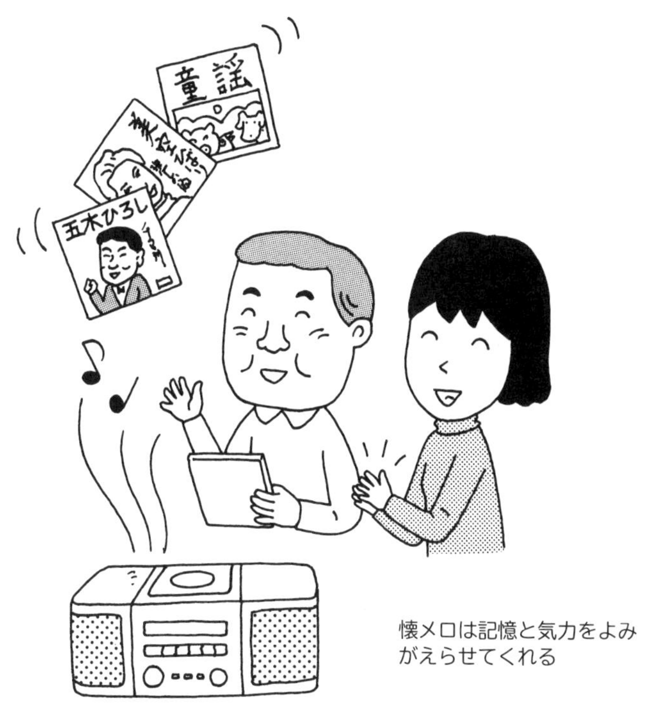

懐メロは記憶と気力をよみがえらせてくれる

音楽療法の効用

○気分が高揚し、うつ状態を軽減できる
○誤嚥性肺炎を防ぐ（歌うことで呼吸機能や口の周りの筋肉を強化）
○感情を発散させることで徘徊や怒りなど問題行動が減る
○音楽に合わせてリズムをとるので軽体操が楽しくできる

笑顔になって記憶を呼び起こす

歌うことで脳の血流が増して脳が活性化し、徘徊など認知症の周辺症状も改善が見込まれます。また、本人が過去に親しんだ音楽を聞くことで当時を思い出し、記憶力が改善された事例も報告されています。

79 五感を刺激して認知症予防

Stimulating the Five senses

五感（視覚、聴覚、味覚、嗅覚、触覚）は記憶をつかさどる「海馬」につながっていて認知力を維持するのに重要です。五感を刺激するように心がけましょう。

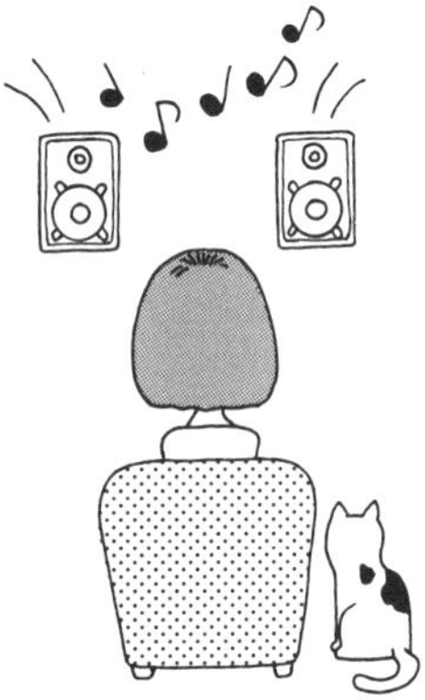

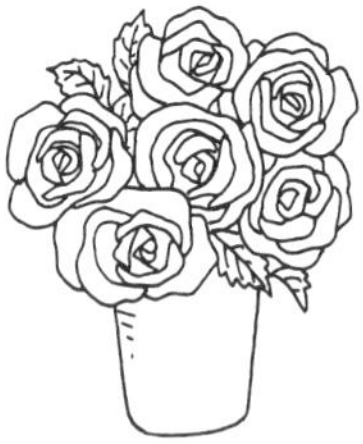

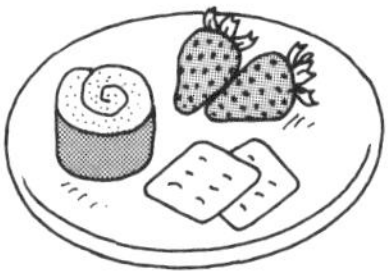

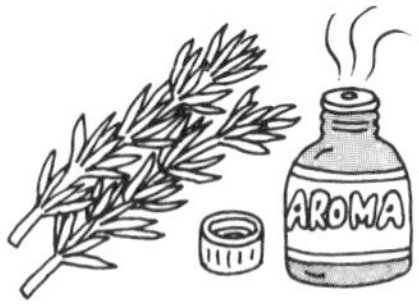

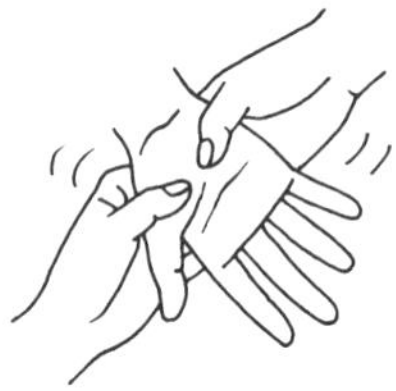

日々の生活の中で五感に刺激を与えるさまざまな工夫をすれば、症状が改善する場合もある

五感を刺激する方法

視覚	花や洋服、ランチョンマットなどをカラフルにする
聴覚	静かな環境を整え、好きな音楽や懐かしい音楽を流す
味覚	好物を献立に加える。料理の味にメリハリをつける
嗅覚	アロマオイルや入浴剤を使い香りで脳に刺激を与える
触覚	手を握ったり、やさしく身体をマッサージする

80 デイサービスを上手に利用する

Good utilization of day care service

通所介護（デイサービス）は、在宅介護では引きこもりがちな認知症の人の心身を改善・安定させるうえで有効なサービス。家族の負担軽減もはかれます。

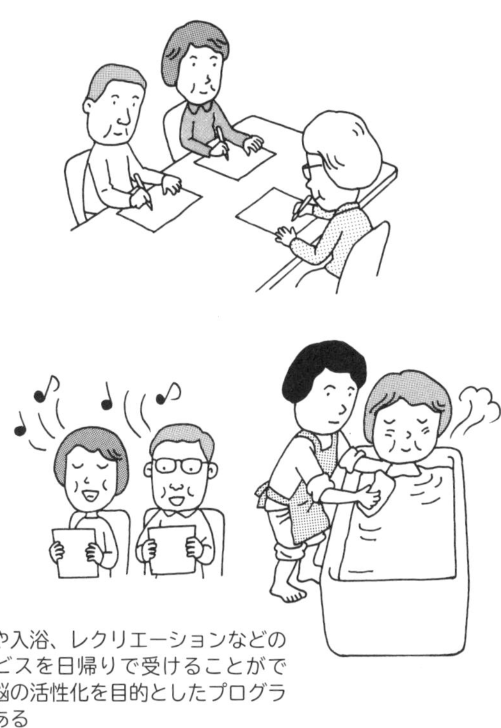

食事や入浴、レクリエーションなどのサービスを日帰りで受けることができ、脳の活性化を目的としたプログラムもある

通所介護（デイサービス）のメリット

○定期的な通所で生活に規則正しいリズムができる
○ウォーキングや体操などで、体力の衰えを防ぐ
○仲間づくり（他者と顔なじみになり、楽しみができる）
○介護者が休養・外出でき、負担を軽減できる
○介護の悩みをスタッフに相談できる

第3章 まとめ

楽しんでもらい笑顔をつくりだそう

認知症は治すことが難しい病気ですが、**働きかけ次第で進行スピードを遅らせ、残された能力を維持**することができます。認知症のリハビリテーションは、病院やデイケアなどの施設に行かなくても自宅で簡単にできる方法があるので、試してみましょう。

まずは、生きる楽しみの基本である**「食べるちから」を維持するための支援**が大切です。また、体力や口腔機能低下を防ぐ**「運動療法」**や、昔のことを思い出す**「回想法」**、日常生活動作や趣味の活動を行う**「作業療法」**、好きな曲を聴いたり歌ったりする**「音楽療法」**などは、**本人の意思を尊重**し楽しく行ってもらってください。リハビリは**楽しいと思ってこそ効果を発揮**します。笑顔で生き生きと暮らすことも、認知症リハビリの大事な目的であると知っておきましょう。

リハビリの刺激は認知能力の維持だけではなく、本人の生活レベルを保つことにつながり、**介護をする家族にとってもよい効果**をもたらします。

第4章

認知症でないかもしれない

It may not be Dementia

認知症の人とかかわる家族が
前段階として心得ておくことがあります。

認知症と間違いやすい病気

Diseases that are frequently misdiagnose as Dementia

医療従事者でも認知症の診断は難しいと言われています。「物忘れがひどくなった」「突然取り乱すようになった」などの症状によって、認知症以外の病気なのに認知症と診断されてしまうケースがあります。認知症と間違えられやすい病気は主に次の4つです。

「うつ病」

認知症と似た病気としてまず挙げられるのが、うつ病。意欲や集中力が低下し、気持ちに大きな動きがなくなることなどが特徴。記憶力低下の訴えも多いため、認知症と誤診されやすい。とくに65~75歳の高齢者にこうした傾向が強いと言われている。うつ病の治療を受ければ、認知症に似た症状は改善するはず。

「てんかん」

じつは高齢者の1~2%はてんかん患者であるというデータもある。けいれんを伴わないため、てんかんだと気づかれないケースが多く、一時的に意識を失ったり、目の焦点が合わずぼんやりしたりする。抗てんかん薬などで治療が必要。

「正常圧水頭症」

クモ膜下出血や髄膜炎、頭部外傷などが原因で、髄液が脳を圧迫して認知症のような症状が現れ、歩行障害、尿失禁などの症状がみられる。認知症と判断された高齢者のうち、5～6％は正常圧水頭症ではないかとの説もあるほど。

「慢性硬膜下血腫」

頭部の外傷によって脳内の血管が切れて、脳に徐々に血がたまり、本人にあまり自覚がない程度の外傷でも起こる。頭痛や吐き気を伴うこともあり、症状は、時間や場所がわからなくなる見当識障害、注意力の低下、簡単な計算ができなくなるなど。手術で血腫を取り除くことも多く、早めの受診が大切。

このほかにも、甲状腺機能低下症、ビタミンB_{12}欠乏、脳炎、脳腫瘍など認知症との鑑別が必要な病気が少なくありません。認知症のような症状が出たからといって認知症と決めつけずに、適切な検査を行って診断してもらいましょう。

治療可能な疾患とその識別法

疾患	識別のための検査
甲状腺機能低下症	甲状腺ホルモン測定（TSH、F-T3、F-T4）
ビタミンB_{12}欠乏	ビタミンB_{12}測定
脳炎	髄液検査
正常圧水頭症	CT、MRI、髄液検査
慢性硬膜下血腫	CT、MRI
脳腫瘍	CT、MRI

認知症の前段階の症状を知る

Early signs of Dementia

認知症とは?

認知症とは、「脳の機能に障害を起こし、記憶や判断に支障をきたして、社会生活で問題が出てくるような病的な状態のこと」を言います。

普通の物忘れと認知症の違い

年齢を重ねると、人の名前が思い出せなかったり物を置いた場所などを忘れがちですが、忘れたことの自覚はあります。一方、認知症による記憶障害は物事を忘れた自覚がありません。

認知症の前段階といえる「軽度認知障害」

健常と認知症の中間に軽度認知障害と呼ばれるグレーゾーンがあります。物忘れのような記憶障害が出るものの症状はまだ軽く、日常生活に支障がない状態のことです。この段階で早期発見・予防をすることが望まれます。

5年後に半数が認知症に移行する

軽度認知障害を放置すると認知機能の低下が続き1年後に10~15%(近年の研究では30%というデータもある)、5年後には約50%の人が認知症に移行すると言われています。

認知症の物忘れ

脳細胞の減少など大脳の病気
→脳の障害による記憶障害。進行すると記憶・知識全体が消失する

○物忘れを自覚できない

○出来事の記憶が丸ごと消える

○ヒントを出しても思い出せない

○年次や日付、季節がわからなくなる

普通の物忘れ

老化による大脳の機能低下
→人の名前が思い出せなくても、一時的なもの

○物忘れを自覚できる

○出来事の記憶の一部が欠ける

○ヒントを出すと思い出せる

○年次や日付、曜日を間違えることもある

軽度認知障害の兆候

【記憶障害】探し物をするとき、何を探しているのかがわからなくなる

【時間の見当識障害】日付や曜日がわからなくなる

【性格の変化】疑い深くなったり、怒りっぽくなったりする

【話が理解困難】複雑な話の理解が難しくなる

【意欲の低下】長年の趣味をやめる

軽度認知障害の定義

①記憶障害の訴えがある（家族申請でも可）

②日常生活動作（ADL）は正常

③記憶を除く全般的認知機能は正常

④年齢から予想される記憶力よりも明らかに低下している

⑤認知症ではない

Hasegawa Scale

認知症を診断する「長谷川式簡易知能評価スケール」

長谷川式簡易知能評価スケールは、精神科医の長谷川和夫氏によって１９７４年に開発された認知症の診断指標で、その後１９９１年に一部改正されました。短時間でできる簡単な方法として普及し、いまなお認知症検査の現場で使われ続けています。

設問にどれだけ正確に答えられたかを調べることで、認知機能についておおよその状態を計ることができます。見当識や記憶など、９項目の設問の回答内容をもとに採点化し、正答は１～２点、誤答や答えられなかった場合は０点とします。設問は口頭で行われることが多く、合計30点満点で10点以下だと認知症の疑いが高まるとされています。

ただし、これだけで認知症と断定することはできません。本人の気分や体調によって結果が変わることも多いため、あくまでも簡易な認知症スクリーニング検査として用いてください。

認知症であることが確定している場合は20点以上で軽度、11～19点の場合は中等度、10点以下で高度と判定します。

長谷川和夫氏は認知症研究の第一人者。2017年には自らも認知症であることを公表。「認知症は誰にでも起こることで怖がる必要はない」と述べ、認知症患者の視点で啓発活動を続けている。

改訂 長谷川式簡易知能評価スケール（HDS-R）

	〈設問〉		〈点数〉
1	お歳はいくつですか？（2 年までの誤差は正解）		0　1
2	今日は何年何月何日ですか？ 何曜日ですか？ （年月日、曜日が正解でそれぞれ 1 点ずつ）	年	0　1
		月	0　1
		日	0　1
		曜日	0　1
3	私たちがいまいるところは、どこですか？ （自発的にでれば 2 点、5 秒おいて家ですか？ 病院ですか？ 施設ですか？ の中から正しい選択をすれば 1 点）		0　1　2
4	これから言う 3 つの言葉を言ってみてください。またあとで聞きますのでよく覚えておいてください。 （以下の系列のいずれか 1 つで、採用した系列に○をつけておく） 1：a)桜　b)猫　c)電車　　2：a)梅　b)犬　c)自動車		0　1 0　1 0　1
5	100 から 7 を順番に引いてください。（100－7 は？ それからまた 7 を引くと？ と質問する。最初の答えが不正解の場合、打ち切る）	（93） （86）	0　1 0　1
6	私がこれから言う数字を逆から言ってください。（6-8-2、3-5-2-9 を逆に言ってもらう。3 桁逆唱に失敗したら、打ち切る）	2-8-6 9-2-5-3	0　1 0　1
7	先ほど覚えてもらった言葉をもう一度言ってみてください。 （自発的に回答があれば各 2 点。もし回答がない場合以下のヒントを与えて正解であれば 1 点） a)植物　b)動物　c)乗り物	a： b： c：	0　1　2 0　1　2 0　1　2
8	これから 5 つの品物を見せます。それを隠しますので、なにがあったか言ってください。 （時計、鍵、タバコ、ペン、硬貨など必ず相互に無関係なもの）		0　1　2 3　4　5
9	知っている野菜の名前をできるだけ多く言ってください。 （答えた野菜の名前を右の欄に記入する。途中で詰まり、約 10 秒間待っても出ない場合には、そこで打ち切る。）0 ～ 5 = 0 点、6 = 1 点、7 = 2 点、8 = 3 点、9 = 4 点、10 = 5 点		0　1　2 3　4　5
		合計得点	

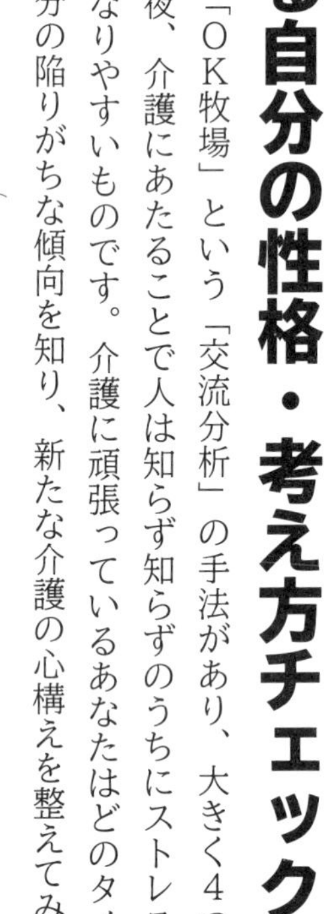

Personality Self Check

介護する自分の性格・考え方チェック

心理療法に「OK牧場」という「交流分析」の手法があり、大きく4つのタイプに分けられます。日夜、介護にあたることで人は知らず知らずのうちにストレスを抱え込み、マイナス思考になりやすいものです。介護に頑張っているあなたはどのタイプですか？　一呼吸おいて自分の陥りがちな傾向を知り、新たな介護の心構えを整えてみませんか。

望ましい健康的な状態です。
その調子で続けてください。

対等・率直型

- 相手を尊重し、自分に対しても我慢し過ぎず、相手と協力して介護が進められる。

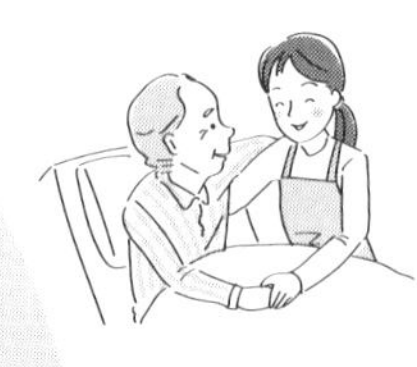

指導者型

- 「元気でいてほしい」「こうあってほしい」という思いが強く、指導的に介護を進める。

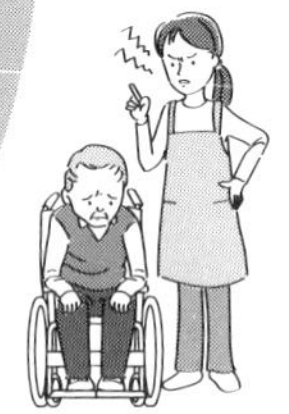

暴言や暴力に発展する危険性があります。相手の気持ちに寄り添うようにしましょう。

不満をため込みやすく、介護疲れが
生じているかもしれません。
リフレッシュを心がけましょう。

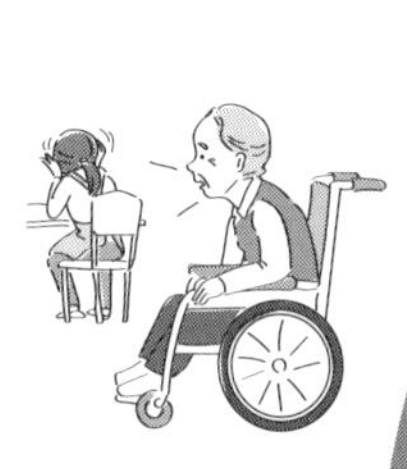

自己犠牲型

- 自分の主張ができず、相手の言動に振り回されながら介護を進めている。

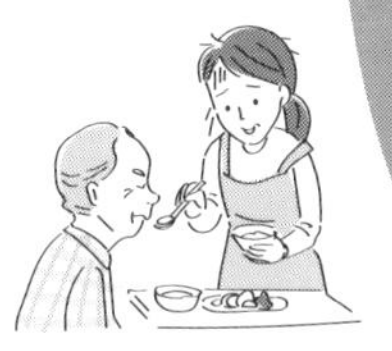

行き詰まり型

- 相手を尊重できず自分も我慢しながら介護を続けている。

介護に意味が見い出せなくなっています。
自分の役割を振り返ってみましょう。

出典「OK 牧場」Franklin Ernst（改変）

☆対等・率直型以外で、介護の負担が大きいと感じられる場合は、一人で悩まず周囲の人に相談してみましょう。相談できる人がいない場合は医療機関でカウンセリングを受けてみることをおすすめします。

あとがき

もう40年以上も前になりますが、私が学生時代に内科学で高名な教授からこんな話を聞いたことがあります。「医者のもとへ来る患者の90％は何もしなくても治る患者、5％は医者が何をやっても治らない患者、そして残り5％が医者の腕により、治るも治らないも決まる患者である」と。もちろん医学の進歩により腕により治る患者の割合はかなり上昇していると思われます。注目すべきは90％の何もしなくても治る患者に対して、いかに安心感を与えてあげることができるかだと思われます。これも医師としての大事な役割だと思っています。医学の祖といわれたヒポクラテスはこんなことを言っています。「われわれ医師には3つの武器がある。第一に口（言葉）、そして薬草（内科的な薬物療法）とメス（外科的手術）である」。

薬やメスよりも先に第一に言葉と言っています。つまりいかに優しく適切に接して、安心感を与えてあげることが大事なことか……。認知症の患者さんには必ずしも劇的に治る薬はありませんし、メスを使うこともありません。やはり言葉と接し方……このことが超高齢社会へ向かう今日、最も必要なことに異論を唱える方はいらっしゃらないと思います。この本が認知症の方々の人生を楽しめるクオリティ・オブ・ライフ（人生の質）の向上に必ずや役立つことを信じて、そして願ってやみません。

謝　辞

認知症患者さまに日々接しているスタッフに協力していただき、この本を上梓することができました。その中でも殊に御礼申し上げたい素晴らしき仲間へ、感謝の意を込めて…

■ **Special Thanks**

横浜鶴見リハビリテーション病院

看護部	部長 戸嶋 睦
作業療法科	科長 佐伯 まどか

横浜相原病院

在宅支援部	部長 古口 尚美
作業療法科	係長 宮 訓子
	主任 小野塚 修一郎
通所リハビリテーション科	係長 大塚 晶
病棟スタッフ（看護師）	科長 濱村 文子
	ALAMIS ANALIZA MANALASTAS （首都大学 特任准教授）

東京医療学院大学

保健医療学部講師	野本 義則（保健医療学博士）

And to the all staff.
I thank you from the bottom of my heart…
Thank you very much !!

著者●吉田勝明（よしだ かつあき）1956年、福岡県生まれ。日本老年精神医学会専門医、精神科専門医。1982年金沢医科大学医学部卒業。1988年東京医科大学大学院卒業。医学博士。1993年横浜相原病院開設。病院長に。2021年横浜鶴見リハビリテーション病院院長に就任。現在、神奈川県病院協会会長、神奈川県教育委員。精神保健指定医、日本音楽療法学会認定音楽療法士。著書に『不登校カウンセリング』「職場うつからの生還」『「こころ」の名医が教える認知症は接し方で100%変わる！』などがある。

全イラスト版
認知症(にんちしょう)は接(せっ)し方(かた)で100%変(か)わる！

2021年6月22日　第1刷発行
2024年5月9日　第5刷発行

著　者　**吉田勝明(よしだかつあき)**

発行者　**和泉　功**

発行所　**株式会社IDP出版**

〒107-0052 東京都港区赤坂4-13-5-143
出版部　TEL：03-3584-9301 FAX：03-3584-9302
URL：www.idp-pb.com

印刷・製本　**藤原印刷株式会社**

装　丁　**二上善則（株式会社KOD）**

イラスト　**角 愼作**

ISBN978-4-905130-35-2
分類コード　C0047